Klaus Feichtinger
Gerald E. Weissengruber

Anatomie des äußeren Ohres des afrikanischen Elefanten

Klaus Feichtinger
Gerald E. Weissengruber

Anatomie des äußeren Ohres des afrikanischen Elefanten

Eine anatomische Studie

Südwestdeutscher Verlag für Hochschulschriften

Impressum/Imprint (nur für Deutschland/only for Germany)
Bibliografische Information der Deutschen Nationalbibliothek: Die Deutsche Nationalbibliothek verzeichnet diese Publikation in der Deutschen Nationalbibliografie; detaillierte bibliografische Daten sind im Internet über http://dnb.d-nb.de abrufbar.
Alle in diesem Buch genannten Marken und Produktnamen unterliegen warenzeichen-, marken- oder patentrechtlichem Schutz bzw. sind Warenzeichen oder eingetragene Warenzeichen der jeweiligen Inhaber. Die Wiedergabe von Marken, Produktnamen, Gebrauchsnamen, Handelsnamen, Warenbezeichnungen u.s.w. in diesem Werk berechtigt auch ohne besondere Kennzeichnung nicht zu der Annahme, dass solche Namen im Sinne der Warenzeichen- und Markenschutzgesetzgebung als frei zu betrachten wären und daher von jedermann benutzt werden dürften.

Coverbild: www.ingimage.com

Verlag: Südwestdeutscher Verlag für Hochschulschriften GmbH & Co. KG
Heinrich-Böcking-Str. 6-8, 66121 Saarbrücken, Deutschland
Telefon +49 681 37 20 271-1, Telefax +49 681 37 20 271-0
Email: info@svh-verlag.de

Zugl.: Wien, VUW, Diss., 2011

Herstellung in Deutschland:
Schaltungsdienst Lange o.H.G., Berlin
Books on Demand GmbH, Norderstedt
Reha GmbH, Saarbrücken
Amazon Distribution GmbH, Leipzig
ISBN: 978-3-8381-3114-6

Imprint (only for USA, GB)
Bibliographic information published by the Deutsche Nationalbibliothek: The Deutsche Nationalbibliothek lists this publication in the Deutsche Nationalbibliografie; detailed bibliographic data are available in the Internet at http://dnb.d-nb.de.
Any brand names and product names mentioned in this book are subject to trademark, brand or patent protection and are trademarks or registered trademarks of their respective holders. The use of brand names, product names, common names, trade names, product descriptions etc. even without a particular marking in this works is in no way to be construed to mean that such names may be regarded as unrestricted in respect of trademark and brand protection legislation and could thus be used by anyone.

Cover image: www.ingimage.com

Publisher: Südwestdeutscher Verlag für Hochschulschriften GmbH & Co. KG
Heinrich-Böcking-Str. 6-8, 66121 Saarbrücken, Germany
Phone +49 681 37 20 271-1, Fax +49 681 37 20 271-0
Email: info@svh-verlag.de

Printed in the U.S.A.
Printed in the U.K. by (see last page)
ISBN: 978-3-8381-3114-6

Copyright © 2012 by the author and Südwestdeutscher Verlag für Hochschulschriften GmbH & Co. KG and licensors
All rights reserved. Saarbrücken 2012

Inhaltsverzeichnis

1. Einleitung 3
2. Literaturübersicht 5
      2.1 Form und Gestalt der Ohrmuschel (Pinna) 6
      2.2 Haut 9
      2.3 Knorpel der Ohrmuschel 12
      2.4 Äußerer Gehörgang (Meatus acusticus externus) 14
      2.5 Die Muskeln der Ohrmuschel 15
      2.6 Gefäß- und Nervenversorgung des äußeren Ohres 26
      2.7 Thermoregulation des Afrikanischen Elefanten 29
         2.7.1 Allgemeines 29
         2.7.2 Die Rolle der Ohrmuschel in der Thermoregulation 30
3. Material und Methode 32
      3.1 Auswahl der Elefanten 32
      3.2 Anatomische Präparation der Köpfe 32
      3.3 Dokumentation der makroskopischen Befunde 32
      3.4 Probenentnahme für die histologische Untersuchung 33
      3.5 Einbettung der Proben 33
      3.6 Angewendete Färbungen 33
         3.6.1 Übersichts- und Spezialfärbungen 33
      3.7 Dokumentation der lichtmikroskopischen Befunde 33
4. Ergebnisse 34
      4.1 Äußere Erscheinung der Ohrmuschel 34
      4.2 Form des Ohrmuschelknorpels 35
      4.3 Cartilago scutiformis 37
      4.4 Äußerer Gehörgang 39
      4.5 Haut des äußeren Ohres 43
      4.6 Ohrmuschelmuskulatur 46
         4.6.1 Hautmuskulatur 46
         4.6.2 Mm. auriculares rostrales 48
         4.6.3 Mm. auriculares dorsales 54
         4.6.4 Mm. auriculares caudales 55

4.6.5 M. auricularis ventralis	59
4.6.6 Muskeln des Gehörganges bzw. an der Eminentia conchae	60
4.7 Gefäß - und Nervenversorgung der Ohrmuschel	63
5. Diskussion	70
5.1 Größe und Form der Ohrmuschel	70
5.2 Haut, Haare	71
5.3 Knorpel der Ohrmuschel	72
5.4 Meatus acusticus externus	73
5.4.1 Knorpeliger Teil	73
5.4.2 Haut	74
5.5 Muskeln der Ohrmuschel	75
5.5.1 Muskeln des Gehörganges bzw. an der Eminentia conchae	77
5.6 Gefäß– und Nervenversorgung des äußeren Ohres	78
5.7 Die Rolle der Ohrmuschel in der Thermoregulation des Afrikanischen Elefanten	80
6. Literaturverzeichnis	84

1. Einleitung

Frühe Knochenfunde von Rüsseltieren reichen bis in das Palaeocän zurück (SHOSHANI, 2002). Den Höhepunkt der Entwicklung erreichten diese Tiere in der Miocänzeit. Die fossilen Funde ermöglichen eine Einteilung in zahlreiche Gattungen und Familien. In der heutigen Zeit findet man nur mehr zwei Arten in der Ordnung Proboscidea, die sich auf zwei Gattungen verteilen, nämlich den Afrikanischen Elefanten Loxodonta africana, und den Asiatischen Elefanten, Elephas maximus (SHOSHANI, 2005). Als größtes heute noch lebendes Landsäugetier erreicht der Afrikanische Elefant ein Gewicht von bis zu 7000 kg, eine Schulterhöhe von bis zu 4 Metern und ein Alter von bis zu 70 Jahren (SHOSHANI, 2000).

MATSCHIE (1900) und LYDEKKER (1907) verwendeten die Größe und das Aussehen der Ohren als Hauptkriterium für die Einteilung des Afrikanischen Elefanten in mehrere Unterarten. Auch ROCA et al. (2001) unterschieden zwei afrikanische Arten, Loxodonta africana (Afrikanischer Steppenelefant) und Loxodonta cyclotis (Afrikanischer Waldelefant). In der Untersuchung von DEBRUYANE (2005) konnte allerdings nur eine einzige afrikanische Elefantenart nachgewiesen werden.

Die Ohrmuschel des Afrikanischen Elefanten fällt insbesondere durch ihre Größe auf. Die besondere Größe wurde schon von CAMPER (1802) mit der Insektenabwehr und dem Alter des Tieres in Verbindung gebracht. HESSE (1928) stellte einen Zusammenhang mit der Wärmeregulation her. Weitere Studien berichten z. B., dass bei der Wärmeabgabe Vasokonstriktion und Vasodilatation der Ohrgefäße im Zusammenspiel mit dem Schlagen der Ohren eine Rolle spielen (SIKES, 1971; WRIGHT, 1984).

Dass die Ohren des Afrikanischen Elefanten einen wesentlich Beitrag in der Regulation des Wärmehaushaltes leisten, wurde vielfach diskutiert, eine genaue Darstellung der anatomischen Verhältnisse und physiologische Untersuchungen der Thermoregulation bei dieser Tierart fehlen allerdings weitgehend.

Die Infrarotthermographie ist eine moderne Methode, um eine Übersicht der Wärmeverteilung der Haut eines Tieres zu erlangen. WILLIAMS (1989) und PHILLIPS und HEATH (1991) konnten bei ihren Untersuchungen zur Wärmeabgabe erstmals „thermische Fenster" an den Ohren eines Afrikanischen Elefanten erkennen. WEISSENBÖCK (2006) bestätigt diese Ergebnisse nach Beobachtungen mehrerer Afrikanischer Elefanten in zoologischen Gärten. Unter einem thermischen Fenster versteht man ein umschriebenes Hautareal, das sich von seiner Umgebung durch eine deutlich unterschiedliche Temperatur abgrenzt und durch die Infrarotthermographie sichtbar gemacht werden kann. Nach WEISSENBÖCK (2006) sind thermische Fenster an unterschiedlichen Stellen der Ohrmuschelfläche zu finden. In weiteren Untersuchungen von WEISSENBÖCK et al. (2010) stellte sich heraus, dass diese thermischen Fenster von großen Blutgefäßen an den Ohrmuscheln begrenzt werden.

Ziel dieser Arbeit ist es, durch anatomische Präparation des äußeren Ohres des Afrikanischen Elefanten die knorpeligen Grundstrukturen, die Muskulatur, die Gefäß- und Nervenversorgung umfassend darzustellen. Die Ergebnisse werden mit den Verhältnissen bei Haussäugetieren verglichen; weiters soll ein hypothetischer Zusammenhang zwischen Gefäß- und/oder Nervenverteilung und thermischen Fenstern abgeklärt werden.

2. Literaturübersicht

Zur Morphologie der Elephantidae im Allgemeinen und des Afrikanischen Elefanten im Speziellen gibt es nur wenig zugängliche Literatur, was sehr wahrscheinlich auf die Schwierigkeit, Sektionsmaterial zu beschaffen und dieses schnellstmöglich zu untersuchen oder haltbar zu machen, zurückzuführen ist. Die ersten anatomischen Beschreibungen wurden von MOULIN (1682) an einem Asiatischen Elefanten erarbeitet, der durch einen Brand im Londoner Zoo verstarb. CAMPER (1802), WATSON (1875), MIALL und GREENWOOD (1877-1878), BOAS und PAULLI (1908), MARIAPPA (1958), SHINDO und MORI (1955) und HOLM-NIELSEN (1965) beschäftigten sich mit Teilen der Muskulatur des Asiatischen Elefanten. EALES (1926) führte erste Untersuchungen zur Muskulatur des Afrikanischen Elefanten durch. Weitere Beschreibungen der Muskulatur von Loxodonta africana erfolgten erst wieder bei WEISSENGRUBER und FORSTENPOINTNER (2004).

Den Elefantenohren wurde in der zugänglichen Literatur nur wenig Aufmerksamkeit geschenkt, obwohl die Größe und Beweglichkeit früh Aufmerksamkeit erregten und mit der Insektenabwehr in Zusammenhang gebracht wurden (CAMPER, 1802). Erst HESSE (1928), der an der Wärmeregulation der großen Landsäuger interessiert war, stellte durch Untersuchungen an einer Ohrmuschel fest, dass keine Schweißdrüsen vorhanden waren. Aus diesem Grund spiele die Wärmeabgabe über die Haut eine bedeutende Rolle. Die besonders großen Ohrmuscheln des Afrikanischen Elefanten tragen wesentlich zur Oberflächenvergrößerung und zur Wärmeabgabe bei (HESSE 1928). Wie bei den Haussäugetieren dient auch beim Afrikanischen Elefanten das Ohr der zielgenauen Schallorientierung und spielt eine wichtige Rolle im emotionalen Ausdruck und somit in der Kommunikation (HEFFNER et al., 1982). WILLIAMS (1989) und PHILLIPS und HEATH (1991) nahmen erstmals die Methoden der Infrarot-Thermographie zur Hilfe, um festzustellen, an welchen Körperstellen und in welchem Ausmaß Elefanten versuchen, ihre innere Körpertemperatur im Gleichgewicht zu halten. Dabei konnten beide Autoren sogenannte „thermische Fenster" an den Ohren feststellen. Man erkennt dabei scharf begrenzte Areale unterschiedlicher Größe.

Die scharf begrenzten Areale zeigen unterschiedlich hohe Temperaturen. WEISSENBÖCK (2006) kann an mehreren Elefanten in unterschiedlichen Zoologischen Gärten über einen längeren Zeitraum Beobachtungen durchführen und ebenfalls „thermischen Fenster" an den Ohrmuscheln beschreiben.

2.1 Form und Gestalt der Ohrmuschel (Pinna)

Die Ohrmuschel stellt bei den Säugetieren ein typisches Merkmal dar, das der genauen Lokalisation von Schallwellen dient (RÜSSE u. SINOWATZ, 1991). Embryonal entwickelt sich die Ohrmuschel der Haussäugetiere aus einer Vereinigung von sechs Auricularhöckern des ersten und zweiten Kiemenbogens (SCHNORR u. KRESSIN, 2006). Beim Menschen entsteht die sogenannte Ohrmuschelgrube durch eine Verbreiterung der ersten Kiemenfurche (FIRBAS, 1994). Die Ohrmuscheln der Haussäugetiere weisen arttypische Formen auf und sind im Gegensatz zu jenen des Menschen sehr gut beweglich. Die Beweglichkeit dieser unterschiedlich großen „Schallauffangtrichter" ist durch das sogenannte „Gesäß" am Ohrmuschelgrund gewährleistet, welches wie ein „Kugelgelenk" funktioniert (SEIFERLE u. FREWEIN, 2004). Dadurch lassen sich die Ohrmuscheln durch Muskelaktivität in fast alle Richtungen drehen. Die Ohrmuschel der Säugetiere besteht aus einer Knorpelplatte, die vor allem dorsal und caudal der äußeren Ohröffnung liegt und von zahlreichen größeren und kleineren rundlichen Öffnungen durchbohrt ist (BOAS, 1934). Breitet man das knorpelige Skelett der Auricula aus, erhält man eine zusammenhängende Platte, die an ihrem proximalen Ende durch zahlreiche Einschnitte gekennzeichnet ist. Die cranialen und caudalen Einschnitte werden von dorsal nach proximal nummeriert, wie in Abb. 1 und 2 ersichtlich ist. Es ergeben sich 7 craniale „Anterons" und 7 caudale „Posterons". Die Einschnitte „Anteron 1" und „Posteron 1" stellen die Cartilago anularis dar (BOAS, 1934).

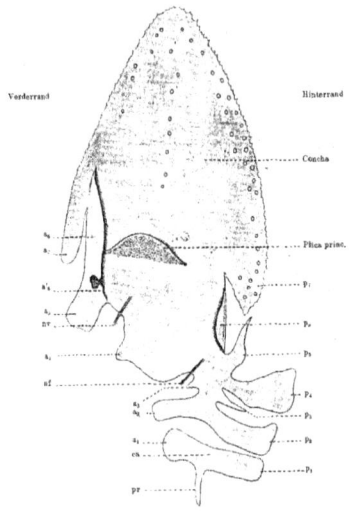
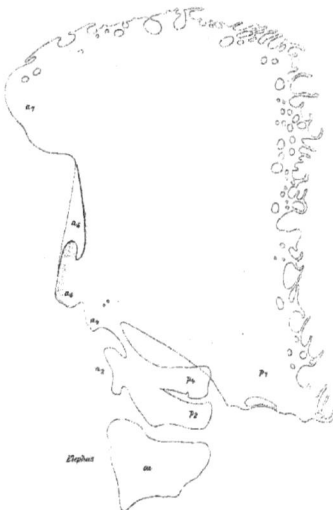

Abb.1. Ohrmuschelknorpel ausgerollt (Säugetiere), aus BOAS (1934).

Abb.2. Ohrmuschelknorpel ausgerollt (Elephas maximus), aus BOAS (1912).

Buschbabys sind in der Lage, ihre Ohrmuscheln vollständig einzufalten. Rückbildungen der Ohrmuschel sind bei aquatilen und grabenden Säugern zu beobachten. Bei den Cetaceae (Walen) fehlen sie vollständig, ebenso bei den grabenden Chrysochloridae (Goldmullen), Talpidae (Maulwürfen) und Bathyergidae (Sandgräbern). Bei Ausbildung eines Stachelkleides, wie z. B. beim Kurzschnabeligel, kann oftmals eine Größenreduktion der „Pinna" beobachtet werden (STARCK, 1982).

BOAS (1912) untersuchte die Ohrknorpel verschiedener Tiere, darunter auch jene eines Elefanten (Abb. 2).

Die Cartilago auriculae ist von „ansehnlicher" Größe und nahezu dreieckig. Auffallend ist die „unmäßig" entwickelte, stark durchlöcherte Hinterrandpartie, die nach unten in eine „Spitze" ausgezogen ist. Auch die Einfügung des Ohrknorpels in den Schädel ist „eigentümlich". Beim Vergleich ausgerollter Ohrmuschelknorpel der Haussäugetiere stellt BOAS (1912) nur geringe Formunterschiede fest. MAYER (1847), BOLK (1917) und HILL (1938) vergleichen die Form der Ohrmuschel von Loxodonta africana mit einem flachen, platten nahezu dreieckigen Hautlappen, der dem Hals anliegt. Die Spitze des Dreiecks liegt ventral. Die Gattung „Afrikanischer Elefant" wurde auch aufgrund unterschiedlicher Form und Größe der Ohrmuschel in eine südliche, westliche, sudanesische und östliche Art eingeteilt (MATSCHIE, 1900; LYDEKKER, 1907). Einteilungskriterien sind Größe, Form, Durchmesser, Länge, Breite, Rand und Winkelung. OSBORN (1921) beschreibt, dass sich die Schädel von männlichen und weiblichen Elefanten in ihrer Größe stark unterscheiden, jedoch die „Spannweite" der Ohren nahezu ident bleibt.

ROCA et al. (2001) beschreiben zwei afrikanische Arten, Loxodonta africana (Afrikanischer Steppenelefant) und Loxodonta cyclotis (Afrikanischer Waldelefant). SHOSHANI (2000) beschreibt, dass die Ohrmuscheln von Loxodonta cyclotis kleiner als jene von Loxodonta africana und mehr abgerundet sind.

DEBRUYANE (2005) konnte allerdings in einer genetischen Studie nachweisen, dass es nur eine einzige afrikanische Art (Loxodonta africana) gibt. Der Waldelefant wäre demnach lediglich eine Unterart.

2.2 Haut

HABERMEHL (2005) bezeichnet die Haut als schützende Hülle des Körpers, die die Grenzfläche zwischen Organismus und Umwelt darstellt und den Körper vor schädlichen Einflüssen von außen schützt. Als Regulationsorgan dient die Haut der Aufrechterhaltung des Serum-Elektrolythaushaltes und der Körpertemperatur. Neben zahlreichen Rezeptoren für Temperatur, Druck, Spannung und Schmerz wird die Haut durch eingelagerte Schweiß- und Talgdrüsen in ihrer Tätigkeit als Hautsinnesorgan unterstützt (HABERMEHL, 2005).

Die Haut (Cutis) weist eine funktionelle Vielfalt und eine strukturell unterschiedliche Ausbildungen an unterschiedlichen Körperregionen auf, trotzdem liegt ihrem Aufbau ein einheitliches Prinzip zugrunde (LIEBICH, 2010). Die Cutis besteht aus drei Schichten; Der Oberhaut (Epidermis), der Lederhaut (Corium) und der Unterhaut (Subcutis) (HABERMEHL, 2005).

Die Unterhaut (Subcutis) besteht aus lockerem, kollagenen Bindegewebe mit zahlreichen elastischen Fasern, die die Haut mit ihrer Unterlage verbindet (LIEBICH, 2010). Die Subcutis kann aus funktionellen Gründen in bestimmten Regionen, wie z. B. an der Ohrmuschel, völlig fehlen. An diesen Stellen besteht eine direkte Verbindung mit Muskulatur oder Knorpelgewebe. Je wärmer die klimatischen Verhältnisse sind, in denen das Tier lebt, desto dünner wird die Unterhaut generell (HABERMEHL, 2005).

Die Dicke der Lederhaut (Corium) bestimmt i. d. R. die Dicke der Haut (HABERMEHL, 2005). Im kollagenelastischen Grundgerüst der Lederhaut kann man zwei Schichten, das Stratum papillare und das Stratum reticulare unterscheiden. Die papillenartigen Erhebungen des Stratum papillare verbinden die Lederhaut mit der Epidermis. Die Verschieblichkeit und Verformbarkeit der Haut sind auf das faserreiche und straffe Stratum reticulare des Coriums zurückzuführen (LIEBICH, 2010).

Beim Elefanten werden die regelmässig angeordneten Papillen des Stratum papillare durch sogenannte Papillenstöcke ersetzt (HORSTMANN, 1966). Lediglich im äusseren Gehörgang mit seiner dichten Behaarung findet HORSTMANN (1966) einen ähnlichen Aufbau wie bei den Haussäugetieren. Im Bereich des äußeren Ohres des Afrikanischen Elefanten beschreibt SMITH (1890) eine sehr gute Gefäßversorgung und im Vergleich zu den Haussäugetieren sind Lederhaut und Epidermis sehr dünn. Das Stratum papillare besteht aus primären und sekundären Papillen, deren Anzahl sehr stark variieren kann. Die Epidermis der Haut ist gut strukturiert und lässt in den tiefen Schichten sehr viel Pigment erkennen (SMITH, 1890).

Die Oberhaut (Epidermis) der Haussäugetiere besteht aus einem mehrschichtigen, an der Oberfläche verhornenden Plattenepithel (HABERMEHL, 2005). Man kann eine oberflächliche Hornschicht, das Stratum corneum, und eine tiefe Keimschicht, das Stratum germinativum, unterscheiden. Abhängig von der Dicke der Epidermis kann die Keimschicht in ein Stratum lucidum, granulosum, spinosum und basale unterteilt werden (HABERMEHL, 2005).

Die Haare als biegsame Hornfäden, die schief in die Haut eingepflanzt sind bilden bei unseren Haussäugetieren ein dichtes Haarkleid mit einer lufthaltigen Hülle, die bei der Wärmeregulation eine wichtige Rolle spielt (HABERMEHL, 2005). Nach den Beobachtungen von SHOSHANI (2000) werden Elefanten mit starker Behaarung vor allem an Kopf und Rücken geboren. Die Haardichte nimmt allerdings mit zunehmendem Alter ab und ausgewachsene Tiere weisen ein spärliches, mit Haaren und Borsten ausgestattetes Haarkleid auf. Die Behaarung beschränkt sich vor allem auf die Umgebung der Augen, der Ohren, auf das Kinn, die Genitalregion und die Schwanzspitze (SHOSHANI, 2000). Ein Haarstrich wie bei den Haussäugetieren ist nicht vorhanden. Die Haare im Bereich des Kopfes, am Eingang und im äußeren Teil des Gehörganges stehen senkrecht zur Körperoberfläche (HORSTMANN, 1966).

Die Blutversorgung der Haut geht im Allgemeinen von Arterien der oberflächlichen Körpermuskulatur aus (HABERMEHL, 2005). Der Autor beschreibt ein „fasziales" Netz, das die Subcutis und das subcutane Fettgewebe versorgt. Über ein cutanes Netz gelangt man in die tiefen Schichten der Lederhaut, das die Schweiß- und Duftdrüsen versorgt. Im Anschluss an das cutane Netz werden die oberen Schichten des Coriums vom engmaschigen „subpapillären" Netz, das die Haarbälge und Talgdrüsen sowie über Endarterien die Coriumpapillen versorgt. Die Versorgung der gefäßlosen Epidermis geschieht über den Weg der Diffusion (HABERMEHL, 2005).

Die Haut wird durch sensible und vegetative Nerven versorgt (HABERMEHL, 2005). Vegetative Fasern findet man in Subcutis und Corium. Die sensiblen Nervenfasern enden in sensiblen Endapparaten, Rezeptoren für den Tastsinn, in der äußeren, epithelialen Wurzelscheide der Haare oder frei in tieferen Epidermisschichten, in der sich Rezeptoren für Druck, Berührung, Schmerz und Temperatur befinden (HABERMEHL, 2005).

Zu den besonderen Bildungen der Haut im Bereich der Ohren zählen die Ohrschmalzdrüsen, die Gll. ceruminosae. Sie bestehen aus großen Talg- und apokrinen Schlauchdrüsen. Die kurzen Haare am Eingang des äusseren Gehörganges (Tragi) stellen einen Schutz gegen das Eindringen von Fremdkörpern dar (HABERMEHL, 2005).

2.3 Knorpel der Ohrmuschel

Knorpel wird den Stützgeweben zugeordnet und ist aus Zellen (Chondrozyten) und Interzellularsubstanz aufgebaut (LIEBICH, 2010). Die Interzellularsubstanz besteht aus Fasern und einer amorphen Grundsubstanz. Knorpelgewebe wird weiters in hyalin, elastisch und kollagenfaserig eingeteilt. Die Grundlage der Ohrmuschel und eines Teiles des äusseren Gehörganges bildet elastischer Knorpel (Abb. 3 u. 4). Seine Grundsubstanz wird durch ein reichverzweigtes Netzwerk elastischer Fasern gebildet (LIEBICH, 2010).

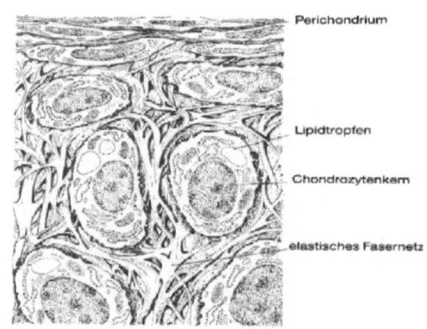
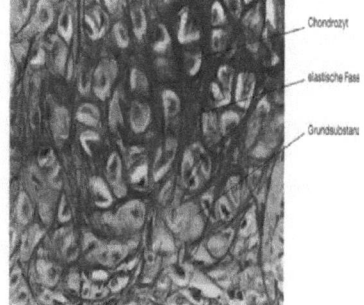

Abb. 3. Elastischer Knorpel (schematisch), aus LIEBICH (2004)

Abb. 4. Elastischer Knorpel, Färbung Orcein-Hämalaun, aus LIEBICH (2004)

Die Grundlage der Ohrmuschel ist bei den Haussäugetieren (SEIFERLE, 2004; LIEBICH, 2010; KÖNIG, 2009), wie auch beim Menschen (FIRBAS, 1994), die elastische Cartilago auriculae. Bei der Bezeichnung anatomischer Details an der Ohrmuschel der Haussäugetiere orientiert sich KÖNIG (2009) an der Humananatomie. An der Auricula lassen sich zwei Ränder beschreiben, der rostral gelegene Margo tragicus und der caudal gelegene Margo antitragicus. Die Außenfläche der Ohrmuschel wird als Dorsum auriculae, die Innenfläche als Scapha bezeichnet (SEIFERLE, 2004).

Die Spitze heißt Apex auriculae. Die Ohrmuschel wird kopfwärts schmäler und bildet einen Trichter, die Concha auriculae, der in die Cartilago meatus acustici übergeht.

An die Cartilago meatus acustici legt sich ein selbständiger, ringförmiger Knorpel an, die Cartilago anularis (Küraßknorpel) (SEIFERLE, 2004a).

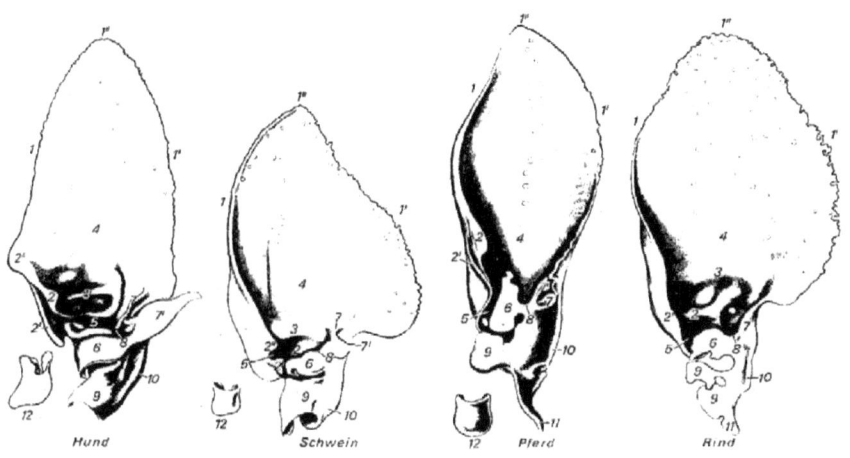

Abb. 5. Ohrmuschelknorpel der Haussäugetiere und des Menschen (aus SEIFERLE [2004] und SCHMIED [1902]).

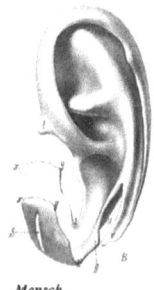

2.4 Äußerer Gehörgang (Meatus acusticus externus)

Embryonal entwickelt sich der äußere Gehörgang bei den Haussäugetieren, und beim Menschen aus der ersten Kiemenfurche (FIRBAS, 1994; SCHNORR u. KRESSIN, 2006). Der Meatus acusticus externus ist bei den Haussäugetieren in Verlauf und Länge unterschiedlich ausgeprägt (SEIFERLE, 2004). Beim Menschen ist der äußere Gehörgang kurz und nahezu horizontal verlaufend (SOBOTTA, 2000). Sowohl beim Menschen als auch bei den Haussäugetieren, ist der Meatus acusticus externus in einen knorpeligen und einen knöchernen Teil gegliedert (FIRBAS, 1994; SEIFERLE, 2004). Den Beginn des knorpeligen äußeren Gehörganges bildet die Concha auriculae. Der Ohrmuschelknorpel ist hier rinnenförmig. An die Concha auriculae schließt die Cartilago anularis (Küraßknorpel) an, die sich in weiterer Folge an den knöchernen Teil des äußeren Gehörganges anlegt (SCHALLER, 2007). Der Meatus acusticus externus endet mit dem Trommelfell, der Membrana tympani (SEIFERLE, 2004).

Der Meatus acusticus externus wird sowohl beim Menschen (FIRBAS, 1994), als auch bei den Haussäugetieren (SEIFERLE, 2004) von äußerer Haut ausgekleidet. In Richtung Membrana tympani wird diese Hautauskleidung haar- und pigmentlos, weist jedoch zahlreiche Schweiß- und Talgdrüsen auf, die das Cerumen, das Ohrschmalz, bilden (SEIFERLE, 2004).

Beim Elefanten ist die Cartilago anularis in den knöchernen Gehörgang, der vom „Os squamosum" gebildet wird, „hineingesteckt" (BOAS, 1934). BOAS (1912) veröffentlichte eine vergleichend-anatomisch Studie von Ohrknorpel und äußerem Gehörgang des Elefanten und anderer Tiere. Als Besonderheit beschreibt er die besondere „Einfügung" der Cartilago anularis des Elefanten in den knöchernen Gehörgang. Der Küraßknorpel ist demnach beim Elefanten bis zur Hälfte in den knöchernen Meatus acusticus externus eingefügt. Der knöcherne Teil des äußeren Gehörgangs der Elefanten verläuft nahezu horizontal (MAYER, 1847). Dabei beobachtet MAYER (1847) auch, dass der knöcherne Teil des äußeren Gehörganges einen „Spalt" aufweist. BLAIR (1719) vergleicht den Meatus acusticus externus des Elefanten mit einem Pistolenlauf.

HOME (1823) beobachtet Elefanten bei der Nahrungsaufnahme unter Wasser. Um das Eindringen von Wasser in den Gehörgang zu vermeiden, müssen seiner Meinung nach anatomische Einrichtungen zum Verschluss, wie man sie bei wasserlebenden Tieren findet, vorhanden sein. In weiteren Untersuchen kann er allerdings keine dafür vorgesehene Einrichtung finden. Neuere Untersuchungen (SUEDMEYER, 2006; O'CONNELL-RODWELL, 2007; CHINADURAI et al., 2009) erwähnen ebenfalls dieses Phänomen.

2.5 Die Muskeln der Ohrmuschel

Durch die grosse Beweglichkeit des Kopfes beim Menschen erübrigt sich die Ausbildung einer besonderen Muskulatur zur Bewegung der Ohrmuscheln (SEIFERLE u. FREWEIN, 2004). Die Haussäugetiere hingegen besitzen große, bewegliche Schallauffangtrichter. Um Bewegungen in alle Richtungen zu ermöglichen, findet man eine gut ausgebildete Ohrmuschelmuskulatur. Diese lassen sich vergleichend-anatomisch in eine rostrale, dorsale, caudale und ventrale Muskelgruppe unterteilen (SCHALLER, 2007). Rostromedial der Ohrmuschel befindet sich eine knorpelige Hilfseinrichtung, die Cartilago scutiformis, die als Ansatzstelle für einige Muskeln dient. Jene Autoren, die sich mit der Muskulatur der Ohrmuschel der Proboscidea beschäftigten, verwendeten meist eine sehr voneinander abweichende Nomenklatur.

Eine Cartilago scutiformis, die jener der Haussäugetiere vergleichbar wäre, wird nicht erwähnt. Ein Sehnenstreifen, medial der Ohrmuschel, welcher in die Muskulatur eingelagert ist, wird als „Scutulumersatz" beschrieben (BOAS u. PAULLI, 1908). Die nachfolgenden Tabellen sollen einen Überblick über die in der Literatur beschriebenen Muskelindividuen und ihre Benennung geben. Die Einteilung orientiert sich an SCHALLER (2007) bzw. an der NAV (2005). Lediglich die Angaben von EALES (1926) beziehen sich auf den Afrikanischen Elefanten, alle anderen auf den Asiatischen.

Die **Mm. auriculares rostrales** ziehen von rostral an die Ohrmuschel. SCHALLER (2007) und die NAV (2005) zählen zu dieser Muskelgruppe die Mm. scutuloauriculares superficiales, die Mm. scutuloauriculares profundi, den M. frontoscutularis, den M. zygomaticoscutularis und den M. zygomaticoauricularis.

Der **M. frontoscutularis** zieht bei den Haussäugetieren von der Linea temporalis nach caudal an die Cartilago scutiformis (SCHALLER, 2007).

Literatur	Name	Ursprung	Ansatz	Funktion
BOAS u. PAULLI (1908)	M. scutularis	Dorsolateraler Augenwinkel.	Craniodorsaler Ohrrand.	----------------
CAMPER (1802)	1. Oberere Heber 2. Unterer Heber	------------------------------	--------------------	Hebt das Ohr.
EALES (1926)	M. occipitofrontalis	Zieht über den dorsalen Rand der Schläfendrüse.	In der Fascia über der Orbicularregion.	------------------
MARIAPPA (1958)	M. scutularis	Aus Fascie hinter des M. supraorbicularis.	Vorderer Rand des Ohres.	------------------
MIALL u. GREENWOOD (1877-1878)	M. occipitofrontalis	Craniale Aponeurose.	--------------------	--------------------
SHINDO u. MORI (1955)	M. occipitofrontalis M. auricularis anterior	Craniale Aponeurose. Temporale Fascie.	Fascie der Supraorbitalregion, Vorderer Teil der Helix.	------------------
WATSON (1875)	M. occipitofrontalis	Craniale Aponeurose.	Temporale Aponeurose.	------------------

Der **M. zygomaticoauricularis** zieht bei den Haussäugetieren vom Arcus zygomaticus zur Concha auriculae (SCHALLER, 2007).

Literatur	Name	Ursprung	Ansatz	Funktion
BOAS u. PAULLI (1908)	**M. zygomatico-auricularis**	Caudaler Rand des Os zygomaticum.	Caudoventral am Ohrknorpel.	--------
CAMPER (1802)	**Muskel, der das Ohr heranzieht**	--------	--------	Zieht das Ohr nach vorne.
EALES (1926)	**M. zygomatico-auricularis**	Caudaler Teil des Os zygomaticum.	Caudal am Ohrknorpel, ventral des äusseren Gehörgangs.	--------
MARIAPPA (1958)	**M. zygomatico-auricularis**	Unterer Teil des Arcus zygomaticum.	Ventrocaudaler Teil der Auricula.	--------
MIALL u. GREENWOOD (1877-1878)	**Zygomaticus-auricularis**	Aussenfläche des Os zygomaticum.	Rückseite des Ohrknorpels.	--------
SHINDO u. MORI (1955)	**M. auricularis inferior**	Von der Aussenfläche des Os zygomaticum.	An der hinteren und inneren Fläche des Ohrknorpels.	--------
WATSON (1875)	**Nicht erwähnt**	--------	--------	--------

Die **Mm. scutuloauriculares profundi** ziehen bei den Haussäugetieren von der unteren Fläche der Cartilago scutiformes zur Eminentia conchae (SCHALLER, 2007).

Literatur	Name	Ursprung	Ansatz	Funktion
BOAS u. PAULLI (1908)	M. rotator	Ventral des als Scutulum bezeichneten Sehnenstreifens.	An der konvexen Fläche der Auricula.	------------------

Bei CAMPER (1802), EALES (1926), MARIAPPA (1958), MIALL und GREENWOOD (1877-1878), SHINDO und MORI (1955) und WATSON (1875) werden diese Muskelgruppe und die Mm. scutuloauriculares superficiales nicht erwähnt.

Mm. auriculares dorsales: Diese Muskeln ziehen von der dorsalen Medianlinie zur Cartilago scutiformis oder zur Cartilago auriculae. Zu dieser Gruppe werden in der NAV (2005) und bei SCHALLER (2007) der M. interscutularis, der M. parietoscutularis und der M. parietoauricularis gezählt.

M. interscutularis:

Literatur	Name	Ursprung	Ansatz	Funktion
BOAS u. PAULLI (1908)	M. auriculo-occipitalis	Faszie der Medianlinie am Kopf.	An der medialen Seite am Ohr, an einem Sehnenstreifen.	----------------
CAMPER (1802)	----------------------	------------------------	-------------------	-------------------
EALES (1926)	M. auriculo-occipitalis	Dorsal von der Medianlinie am Kopf.	Dorsaler Rand der Pinna.	Heben des Ohrs.
MARIAPPA (1955)	M. auriculo-occipitalis	Cervicale Faszie.	Am M. scutularis und an der Rückseite der Pinna.	----------------
MIALL u. GREENWOOD (1877-1878)	Attollens superior	Craniale Aponeurose.	Rückseite der Pinna.	----------------
	Attollens inferior	Craniale, cervicale Faszie.	Am Ohrknorpel über dem Meatus acusticus ext.	----------------
SHINDO u. MORI (1955)	----------------------	------------------------	-------------------	-------------------
WATSON (1875)	Attollens superior	Craniale Aponeurose.	Mittleres Drittel des oberen Ohrrandes.	Richtet Ohrknorpel vorwärts.
	Attollens inferior	Craniale Aponeurose.	Cranialer Ohrrand.	Legt das Ohr mehr seitlich an den Hals als dass er es hebt.

M. parietoauricularis:

Literatur	Name	Ursprung	Ansatz	Funktion
EALES (1926)	M. rotator	Craniale Aponeurose.	An der Rückseite der Pinna.	-------------
MARIAPPA (1958)	M. rotator	Craniale Faszie.	Ventralkante der Auricula.	-------------
MIALL u. GREENWOOD (1877-1878)	Occipito-auricularis	Craniale Aponeurose.	Rückseite der Pinna.	-------------
SHINDO u. MORI (1955)	The first muscle	Temporale Faszie.	Rückseite der Pinna.	-------------
WATSON (1875)	Retrahens superior	Craniale Aponeurose.	Rückseite des Ohrknorpels.	Heben des Ohres.

Mm. auriculares caudales: Diese ziehen von der Nackengegend zur Cartilago scutiformis oder der Concha auriculae. Dieser Gruppe werden in der NAV (2005) und bei SCHALLER (2007) folgende Muskeln zugeteilt: Der M. cervicoscutularis, der M. cervicoauricularis superficialis, der M. cervicoauricularis medius und der M. cervicoauricularis profundus.

Mm. cervicoauriculares superficialis, medius und profundus:

Literatur	Name	Ursprung	Ansatz	Funktion
BOAS u. PAULLI (1908)	M. postauricularis (drei Muskelbäuche)	Seitlich vom Nacken.	An der medialen Seite der Auricula.	--------------------
CAMPER (1802)	----------------------	----------------------	--------------------	--------------------
EALES (1926)	M. postauricularis (drei Muskelbäuche)	Cervicale Aponeurose.	Tief an der Rückseite der Pinna.	--------------------
MARIAPPA (1955)	M. auricularis posterior (zwei Muskelbäuche)	Von der cranialen Faszie.	An der medialen Seite der Auricula, an deren vorderen Rand.	--------------------
MIALL u. GREENWOOD (1877-1878)	M. cervico-auricularis superficialis, medius, profundus	Cervicale Faszie.	An der Rückseite der Pinna.	--------------------

Mm. cervicoauriculares superficialis, medius und profundus (Fortsetzung):

Literatur	Name	Ursprung	Ansatz	Funktion
SHINDO u. MORI (1955)	Second muscle	Fascia nuchae.	Subkutan an der Rückseite der Pinna.	--------------------
	Third muscle	Faszie zw. M. trapezius und M. splenius.	Subkutan an der Rückseite der Pinna.	--------------------
	Fourth muscle	Faszie zw. M. trapezius und M. splenius.	An der Rückseite der Pinna.	--------------------
WATSON (1875)	Retrahens inferior	Cervicale Faszie.	Mitte des oberen Randes des Ohrknorpels.	Zieht das Ohr an den Körper.
	Retrahens anterior	Craniale Aponeurose.	Rückseite des Ohrknorpel.	Hebt das Ohr und zieht es an den Körper.
	Retrahens internus	Cervicale Aponeurose.	Am knorpeligen Rand hinter dem Meatus acust. ext.	Verändert Lage des Ohrknorpels und öffnet damit äußeren Gehörgang.

M. auricularis ventralis: Dieser befindet sich in der Regio parotidea und zieht die Concha auriculae nach unten. Die NAV (2005) und SCHALLER (2007) beschreiben den M. styloauricularis und den M. parotidoauricularis.

M. parotidoauricularis:

Dieser Muskel wird bei Elefanten nur in einer einzigen Arbeit beschrieben, während bei BOAS und PAULLI (1908), CAMPER (1802), MARIAPPA (1958), MIALL und GREENWOOD (1877-1878), SHINDO und MORI (1955) und WATSON (1875) dieser Muskel nicht erwähnt wird.

Literatur	Name	Ursprung	Ansatz	Funktion
EALES (1926)	**M. sphincter profundus, Pars auricularis**	Faszie unter dem Platysma.	Rückseite der Pinna.	--------------------

Muskeln an der Ohrmuschel selbst:

Die an der Ohrmuschel selbst gelegenen Muskeln, wie der M. tragicus, antitragicus, caudoantitragicus, helicis, meatus cartilaginei und die Mm. transversi et obliqui auriculae, spielen bei den Haussäugetieren eine untergeordnete Rolle (SEIFERLE u. FREIWEIN, 2004). Sie sind allerdings imstande, einzelne Teile des Knorpelgerüstes zu bewegen und den Gehörgang zu erweitern oder zu verengen (SEIFERLE u. FREIWEIN, 2004).

SOBOTTA (2000) stellt beim Menschen den M. antitragicus, tragicus, helicis minor, helicis major, obliquus auriculae und den M. transversus auriculae dar. SCHALLER (2007) und die NAV (2005) erwähnen diese Muskelgruppe an der Ohrmuschel der Haussäugetiere nicht.

DAUBER (2008) und die TERMINOLOGIA ANATOMICA (1998) nennen darüber hinaus einen M. incisurae terminalis sowie einen M. pyramidalis auriculae.

Bei den Elefanten sind die Muskeln an der Ohrmuschel selbst gut entwickelt und werden von den einzelnen Autoren wie folgt beschrieben.

M. tragicus bzw. helicis:

Literatur	Name	Ursprung	Ansatz	Funktion
BOAS u. PAULLI (1908)	M. adductor inferior	Knöcherner Gehörgang.	Distaler Rand des Tragus.	-------------------
	M. temperoauricularis	Knöcherner Gehörgang.	-------------------	-------------------
	M. anteri sexti	Direkt hinter dem M. adductor inferior vom Tragus.	Craniodorsaler Ohrrand.	-------------------
CAMPER (1802)	Muskeln für den Tragus	-------------------------	-------------------	Verengen den Gehörgang
	Muskel für die Helix	-------------------------	-------------------	-------------------
EALES (1926)	M. adductor inferior	Vor dem äußeren Gehörgang seitlich am Schädel.	Endet an einer halbkreisförmigen Sehne um Gehörgang.	-------------------
	M. temperoauricularis	Ventral an der Fascia, die das Os zygomaticum bedeckt.	Fascia in der posttemporalen Region.	-------------------
	M. anteri sexti	Ventral an der Fascia, die das Os zygomaticum bedeckt.	In der Fascie, die den äußeren Gehörgang bedeckt.	-------------------

M. tragicus bzw. helicis (Fortsetzung):

Literatur	Name	Ursprung	Ansatz	Funktion
MARIAPPA (1958)	M. adductor inferior	Vom Vorsprung des Os zygomaticum vor dem äußeren Gehörgang.	Am Tragus und an der medialen Seite der Auricula.	--------------
	M. temporo-auricularis	Vom Vorsprung des Os zygomaticum vor dem äußeren Gehörgang.	An einem punktuellen Vorsprung an der Auricula.	--------------
	M. tragicus	Auricula	In der Fascia am Knorpel.	-----------
MIALL u. GREENWOOD (1877-1878)	Attrahens superior	Temporale Faszie	An der vorderen und unteren Fläche des knorpeligen Gehörganges.	-----------
	Attrahens inferior	„Wurzel" des Os zygomaticum.	An einem Vorsprung des Knorpels am Gehörgang.	-----------
	Tragicus	Vorderer knorpeliger Rand des Meatus acusticus ext.	Vorderer Rand des Meatus acusticus ext.	-----------
SHINDO u. MORI (1955)	M. tragicus	Knorpeliger Rand des Meatus acusticus ext.	An der Rückseite der Auricula.	-----------
WATSON (1875)	M. attrahens superior	Temporale Aponeurose über dem Os zygomaticum.	An einem Knorpel-vorsprung unmittelbar vor dem Meatus acusticus ext.	-----------
	M. attrahens inferior	„Schmale Sehne" am Os zygomaticum.	Vorderer Rand des Ohrknorpels.	--------------
	M. trajicus	Knorpelige Verlängerung vor dem Meatus acusticus ext.	Am oberen Rand des Knorpels der Pinna.	-----------

2.6 Gefäß- und Nervenversorgung des äußeren Ohres

Die arterielle Blutgefäßversorgung des äußeren Ohres der Haussäugetiere nimmt ihren Ursprung aus der A. carotis externa (WAIBL u. WILKENS, 2005). Diese entspringt in der oberen Halsgegend aus der A. carotis communis. Im weiteren Verlauf Richtung Kopf entspringt aus der A. carotis externa ein erstes Gefäß für die Ohrversorgung, die A. auricularis caudalis. Diese kann tierartlich unterschiedlich die Rami auriculares lateralis, intermedius und medialis und die A. auricularis profunda abgeben. Weiter rostral entspringt aus der A. carotis externa die A. temporalis superficialis, welche die A. auricularis rostralis abgibt (SCHALLER, 2007).

Das venöse Abflusssystem des äußeren Ohres verhält sich ähnlich den arteriellen Gefäßen. Von rostral beginnend stehen für den Abtransport des Blutes die V. auricularis rostralis und die V. auricularis medialis zur Verfügung. Beide münden in die V. temporalis superficialis. Diese mündet wiederum in die V. maxillaris. Das caudale Abflusssystem besteht aus den Vv. auriculares lateralis, intermedia und profunda. Über die V. auricularis caudalis gelangt das venöse Blut in die V. maxillaris. Die V. maxillaris mündet im Bereich des Kieferwinkels in die V. jugularis externa (SCHALLER, 2007; NAV, 2005).

Das äußere Ohr wird von drei Nerven versorgt, nämlich dem **N. facialis**, dem **N. cervicalis II** und einem Ast des **N. mandibularis** (SCHALLER, 2007). Der **N. facialis** verlässt die Schädelhöhle über das Foramen stylomastoideum. Als ersten Ast nach seinem Austritt gibt er den **N. auricularis internus** ab, der die kleinen Muskeln am Ohrmuschelrücken und gemeinsam mit den Rr. auriculares des N. vagus den grössten Teil der Haut an der Innenfläche der Ohrmuschel innerviert. Als zweiter Ast entspringt der **N. auricularis caudalis**, der caudal um den Ohrmuschelgrund verläuft. Mit den Fasern des ventralen Astes des zweiten Halsnerven (N. auricularis magnus) versorgen beide die caudale Ohrmuskulatur und die Haut sensibel am Ohrmuschelrücken. Der dritte Ast, der **N. auriculopalpebralis** innerviert mit den **Rr. auriculares rostrales** die rostralen Teile der Ohrmuschelmuskulatur, die Innenfläche der Ohrmuschel und die Haut im Meatus acusticus externus (SEIFERLE, 2004; SCHALLER, 2007).

Aus dem Ramus ventralis des N. cervicalis II geht der **N. auricularis magnus** hervor, der zum Ohrmuschelgrund zieht. In Verbindung mit dem N. auricularis caudalis des N. facialis innerviert er die Rückenfläche der Ohrmuschel sensibel (SEIFERLE, 2004). Der **N. mandibularis** gibt den **N. auriculotemporalis** ab. Dieser gibt einen rostralen Ast für Haut an der vorderen Fläche und die Ohrmuschelbasis ab. Ein caudaler Ast versorgt die Haut des äußeren Gehörganges (SEIFERLE, 2004).

Beschreibungen der Gefäß- und Nervenversorgung am Kopf und somit auch des äußeren Ohres des Elefanten sind in der zugänglichen Literatur nur spärlich vorhanden (z. B. EALES, [1926]). WATSON (1875) beschreibt eine A. temporalis und eine V. posterior auricularis, die die Gefäßversorgung des Ohres beim Asiatischen Elefanten sicherstellen. EALES (1926) beschreibt zahlreiche Venenplexen im Verlauf des venösen Abflusssystemes (Plexus buccinator, postzygomaticus, labialis inferior, lingualis, pterigoideus, pharyngialis, temporalis superficialis) und eine große Anzahl klappenloser arterio-venöser Anastomosen. Die A. carotis communis gibt einen dorsalen Ast ab, von dem die „A. postauricularis" entspringt und das äußere Ohr von caudal versorgt. Weiter rostral wird der oben genannte dorsale Ast als "A. superficialis temporalis" bezeichnet, der die "A. auricularis anterior" abgibt und die rostralen Anteile des äußeren Ohres versorgt (EALES, 1926). Der venöse Abfluss erfolgt von der rostralen Seite her über die „V. auricularis anterior", die in eine „V. superficialis temporalis" und letztere wiederum in die „V. posterior facialis" mündet. Caudal des Ohres fließt das Blut über die „V. postauricularis" in die „V. posterior facialis". Von der „V. posterior facialis", die als „Sammelvene" bezeichnet wird, gelangt das venöse Blut in die V. jugularis (EALES, 1926).

Die nervale Versorgung des äußeren Ohres des Elefanten erfolgt durch den kräftigen **N. facialis** (EALES, 1926). Er gibt einen „N. postauricularis" ab, der den äußeren Gehörgang und die Muskulatur hinter dem Ohr versorgt. Ein „N. temporalis" aus dem N. facialis versorgt sowohl die rostralen Ohrmuschelmuskeln als auch den Ohrknorpel. Die Haut an der Rückseite des Ohres soll durch einen Ast des N. mandibularis versorgt werden (EALES, 1926).

MARIAPPA (1958) gibt in seiner Arbeit zum Asiatischen Elefanten betreffend Gefäß- und Nervenversorgung, offensichtlich die Beschreibungen von EALES (1926) wieder. Ein dorsaler Ast der A. carotis communis teilt sich nach seiner Beschreibung in eine „A. superficialis temporalis" und eine „A. postauricularis". Die "A. superficialis temporalis" verläuft rostral des äußern Gehörganges und gibt Äste für die Auricula und die auriculären Muskeln ab. Die „A. postauricularis" versorgt die Muskeln hinter dem Ohr (MARIAPPA, 1958).

Über die „V. superficialis temporalis" fließt das venöse Blut des temporalen Plexus ab und nimmt dabei das Blut von den „frontalen, parietalen, auricularen und transversalen Facialvenen" auf (MARIAPPA, 1958).

MARIAPPA (1958) unterscheidet zwischen einem „N. postauricularis" für die Muskulatur caudal der Ohrmuschel und einem „N. auricularis anterior" für die rostrale Ohrmuschelmuskulatur. Beide sind Äste des N. facialis (MARIAPPA, 1958).

2.7 Thermoregulation des Afrikanischen Elefanten

2.7.1 Allgemeines

In der Temperaturregulation terrestrischer Säugetiere kommen vier Phänomene zum Tragen, die es den homoiothermen Tieren ermöglichen, den Wärmeaustausch mit der Umgebung zu vollziehen (STEINBICHLER, 2010):

Konduktion (Wärmeleitung): Wärme fließt solange entlang einem Temperaturgefälle, bis die Temperatur ausgeglichen ist. Die Konduktion wird auch als Wärmediffusion bezeichnet.

Die **Konvektion** beschreibt den Wärmetransport mit Hilfe eines bewegten Mediums (Wasser, Blut, Luft).

Radiation (Strahlung) beschreibt den Wärmetransport in Form von elektromagnetischen Wellen im Infrarotbereich.

Neben diesen „trockenen" Möglichkeiten der Wärmeabgabe besteht auch die **Evaporation**, das Verdunsten von Wasser oder Schweiß auf der Körperoberfläche (STEINBICHLER, 2010).

Der Afrikanische Elefant, der unter extremen klimatischen Bedingungen lebt, muss besondere Hilfsmittel besitzen, um seine Binnentemperatur aufrecht erhalten zu können (HESSE, 1928). Die Möglichkeiten der Wärmeabgabe über Radiation und Konvektion spielen in den Habitaten des Afrikanischen Elefanten meist eine untergeordnete Rolle und der Evaporation kommt entscheidende Bedeutung zu (WRIGHT, 1984). Bereits die histologischen Untersuchungen von SMITH (1890) und SPEARMANN (1970) brachten allerdings die Erkenntnis, dass dem afrikanischen Elefanten Talg- und Schweißdrüsen fehlen. Wasser müsste daher von außen auf die Haut aufgebracht werden.

BENEDICT (1936) hat die Wärmeabgabe über Verdunstung auf 20 % geschätzt, wobei die Wärme zu gleichen Teilen über die Haut und die Ausatemluft abgegeben wird. Die Befeuchtung der Haut der Elefanten durch Baden, Suhlen und Besprühen sind tatsächlich wichtige Maßnahmen, um das Stratum corneum feucht zu halten und den Wärmeaustausch zu ermöglichen (WRIGHT u. LUCK, 1984). Obwohl dem Afrikanischen Elefanten Schweißdrüsen fehlen, scheint die Wärmeabgabe durch Verdunstung an der Hautoberfläche ausreichend zu sein (WRIGHT u. LUCK, 1984). Durch die spezielle Gestaltung des Hautreliefs ist das Anhaften von Schlamm und die Verteilung von Wasser über einen Großteil der Körperoberfläche möglich (LILLYWITHE u. STEIN, 1987). Dadurch kann eine ausreichende Verdunstung aufrecht erhalten werden. Nach den Untersuchungen von LILLYWITHE und STEIN (1987) besitzt der Afrikanische Elefant eine wesentlich gröbere Hautstruktur als der Asiatische Elefant.

2.7.2 Die Rolle der Ohrmuschel in der Thermoregulation

Der Afrikanische Elefant besitzt in der Ohrmuschel ein großes thermoregulatorisches Organ, welches als sogenannter Radiator bzw. Konvektor funktioniert (PHILIPS u. HEATH, 1991). BENEDICT (1921) untersuchte die Wärmeabgabe des Afrikanischen Elefanten auf der gesamten Körperoberfläche. Dabei konnte er die äußerst variierende Temperatur an verschiedenen Stellen des Körpers und besonders an der Ohrmuschel beobachten. Da beim Elefanten ein Haarkleid und Schweißdrüsen fehlen, dürften die Ohren eine bedeutende Rolle in der Wärmeabgabe spielen (HESSE, 1928). Anscheinend lässt sich auch die Anzahl der Ohrschläge mit der Höhe der Umgebungstemperatur in Zusammenhang bringen (HESSE, 1928). BUSS und ESTES (1971) brachten das „Ohrschlagen", aber auch das gut verzweigte Blutgefäßsystem der Ohrmuschel mit der Wärmeabgabe in Zusammenhang. Die Anzahl der Ohrschläge ist nach ihren Beobachtungen stark von der Windgeschwindigkeit in der Umgebung des Tieres abhängig. In einer weiteren Untersuchung konnte in den Gefäßen der Ohrmuschel, ein arteriovenöses Temperaturgefälle festgestellt werden (WRIGHT, 1984). Mit Hilfe der Infrarotthermographie konnte WILLIAMS (1989) zeigen, dass 86% der gesamten Wärmeabgabe durch Konvektion und Strahlung stattfindet.

Durch Vasodilatation und Vasokonstriktion scheint eine kontrollierte Wärmeabgabe an den Ohrmuscheln möglich zu sein (PHILLIPS u. HEATH, 1991), die durch die Ohrmuschelbewegung zusätzlich beeinflusst wird. WEISSENBÖCK (2006) konnte zeigen, dass in der Regel der Kopf und der Rüssel die wärmsten Areale auf der Körperoberfläche des Afrikanischen Elefanten darstellen. Die Ohrmuscheln kühlen schnell aus, erreichen jedoch genauso schnell wieder ihre Ausgangstemperatur (WEISSENBÖCK, 2006). Der Autorin gelingt es, charakteristische "Temperaturkacheln" auf den Ohrmuscheln Afrikanischer und Asiatischer Elefanten mittels Infrarotthermographie sichtbar zu machen. Sie bezeichnet die Kacheln als ein regelmäßig auftretendes thermoregulatorisches Ereignis. Demnach kann man nicht das ganze Ohr als thermisches Fenster beschreiben, sondern einzelne Ohrsektoren können unabhängig voneinander als thermische Fenster fungieren (WEISSENBÖCK, 2006). Die Form, Größe und Temperatur dieser thermischen Kacheln variieren von Körperseite zu Körperseite, von Tier zu Tier bzw. auch während des Beobachtungszeitraumes (WEISSENBÖCK et al., 2010). In verschiedenen Thermogrammen zeigten sich Areale unterschiedlicher Temperatur, die von umliegenden Blutgefäßen scharf begrenzt wurden (WEISSENBÖCK et al., 2010). Die thermischen Fenster könnten ein System zur Feinabstimmung der Wärmeabgabe bei Elefanten darstellen, das durch den Sympathicus gesteuert wird (WEISSENBÖCK et al., 2010). Ähnliche Verhältnisse werden von ROBERTS und ZYGMUNT (1984) bei Kaninchen beschrieben.

3. Material und Methode

3.1 Auswahl der Elefanten

Zur Durchführung der vorliegenden Untersuchung standen 4 Köpfe juveniler Afrikanischer Elefanten zur Verfügung. Diese wurden in den 1990er Jahren im südafrikanischen Krüger-Nationalpark im Rahmen eines offiziellen Programmes zur Reduktion der Population getötet. Die Köpfe der untersuchten Elefanten wurden mehrere Jahre am Department of Anatomy and Physiology (Vorstand: Prof. H. B. Groenewald) der Veterinärmedizinischen Fakultät Onderstepoort der Universität Pretoria, Südafrika, in Formalin gelagert.

3.2 Anatomische Präparation der Köpfe

Alle zur Verfügung stehenden Köpfe wurden nach den Methoden der makroskopischen Anatomie präpariert. Die Benennung anatomischer Strukturen erfolgte gemäß der Nomina Anatomica Veterinaria (NAV, 2005) bzw. nach SCHALLER (2007).

3.3 Dokumentation der makroskopischen Befunde

Die einzelnen Präparationsschritte wurden mittels einer Digitalkamera (Canon 5500 C) photographisch festgehalten, sowie zeichnerisch und beschreibend dokumentiert.

3.4 Probenentnahme für die histologische Untersuchung

Aus einer Ohrmuschel wurden 3 Gewebeproben in den Bereichen des dorsalen, mittleren und ventralen Randes entnommen. Weitere Gewebeproben wurden am dicksten Teil der knorpeligen Ohrmuschel, dem Ohrmuschelgesäß und am äußeren Gehörgang (Querschnitt) entnommen. Die Probenstücke waren ca. 1 x 1 cm groß. Nach der Entnahme wurden die Proben in eine 4%ige Formaldehydlösung überführt und an die Veterinärmedizinische Universität Wien transportiert.

3.5 Einbettung der Proben

Die Entwässerung und die Überführung in Paraffin erfolgten nach einem Standardprotokoll in einem Einbettautomaten.

3.6 Angewendete Färbungen

3.6.1 Übersichts- und Spezialfärbungen

Alle Präparate wurden in der Übersicht mit Hämatoxylin und Eosin gefärbt (HE-Färbung). Die Resorcinfuchsin/Kernechtrot-Färbung fand für den Nachweis der elastischen Fasern Verwendung, die sich in dieser Färbung dunkelviolett darstellen. Die Kollagenfasern wurden nach Van Gieson gefärbt und stellen sich rosarot dar. Die Muskulatur und teils auch verhorntes Plattenepithel sind gelb. Alle Färbungen erfolgten nach den Angaben in MULISCH und WELSCH (2010).

3.7 Dokumentation der lichtmikroskopischen Befunde

Die Färbeergebnisse wurden mit einem Mikroskop (Leica DM 1000) evaluiert und mit einer Digitalkamera (Leica DFC 425C) dokumentiert.

4. Ergebnisse

4.1 Äußere Erscheinung der Ohrmuschel

Die als Schallauffangtrichter fungierende Ohrmuschel, Auricula, ist beim Afrikanischen Elefanten im Vergleich zu anderen Tierarten besonders groß ausgebildet. Wie vom Autor bei Tieren im Krüger-Nationalpark beobachtet werden konnte, werden die Auriculae v. a. nach rostral und caudal bewegt. Die Ohrmuschelhaut ist an der Vorder- und Hinterfläche grau pigmentiert. Die untersuchten Tiere weisen auf beiden Seiten der annähernd dreieckigen Ohrmuschel eine äußerst spärliche Behaarung auf. Um den Eingang in den äußeren Gehörgang nimmt die Behaarung stark zu. Der ventrale Winkel kann als Lobulus auriculae (TERMINOLOGIA ANATOMICA, 1998) bezeichnet werden (Abb. 6).

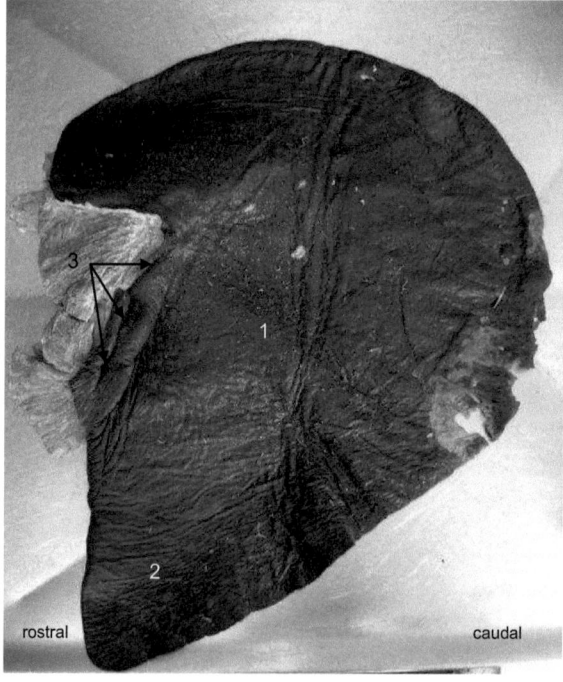

Abb. 6. Linke Ohrmuschel. Lateralansicht.

1 Vorderfläche der Ohrmuschel; *2* Lobulus auriculae; 3 Hautspalte führt in den äußeren Gehörgang

4.2 Form des Ohrmuschelknorpels

Die Ohrmuschel des Afrikanischen Elefanten kann in zwei Abschnitte unterteilt werden: Der proximale Teil bildet das sogenannte Ohrmuschelgesäß (Eminentia conchae) und der distale Teil stellt die eigentliche Ohrmuschel (Auricula) dar. Die Form der Ohrmuschel bei den Haussäugetieren und auch beim Menschen zeigt eine konvexe Außenseite (Dorsum auriculae) und eine konkave Innenfläche (Scapha). Die Flächen der Ohrmuschel des Afrikanischen Elefanten sind im Gegensatz dazu nicht gewölbt, sondern annähernd plan (Abb. 6). Die Eminentia conchae stellt eine kalottenförmig gebogene Knorpellamelle dar (Abmessung ca. 5x5 cm). Sie liegt mit ihrer medialen, konvexen Seite dem M. splenius cervicis lateral auf, während ihre konkave nach lateral zeigt. Das Ohrmuschelgesäß liegt beim Afrikanischen Elefanten in etwa auf Höhe des Auges am Übergang des Kopfes zum Hals. Im ventralen Bereich der Eminentia conchae befindet sich die Anheftungsstelle für die beiden knorpeligen Fortsätze des äußeren Gehörganges (Abb. 7). Sie stellt weiters eine Ursprungs- und Ansatzstelle für die Ohrmuschelmuskulatur dar. Der Margo tragicus weist zwei (dorsal, ventral) lateral gerichtete, an ihren Enden abgerundete Fortsätze auf (Abb. 7).

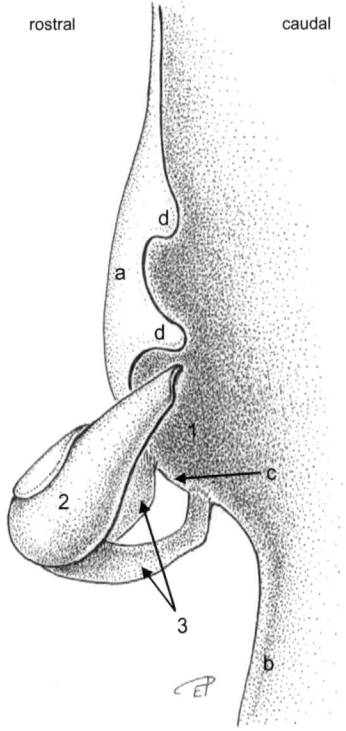

Abb. 7. Linkes Ohrmuschelgesäß. Lateralansicht.

1 Ohrmuschelgesäß; *2* knorpeliger äußerer Gehörgang; *3* knorpelige Fortsätze des äußeren Gehörganges

a Margo tragicus; b Margo antitragicus; c Incisura intertragica; d dorsaler u. ventraler Fortsatz der Eminentia conchae

Der rostrodorsale Rand der Ohrmuschel stellt den Margo tragicus dar, der caudolaterale Rand den Margo antitragicus. Die Übergangsstelle der beiden Ränder bildet die "Ohrspitze", die allerdings abgerundet ist. Der Margo antitragicus bildet ventral eine Spitze aus, die mit einem menschlichen Ohrläppchen (Lobulus auriculae) verglichen werden kann. Die Grundlage der Auricula bildet eine Knorpelplatte (Cartilago auriculae), die im Randbereich mit zahlreichen zwei bis acht Millimeter großen, runden Löchern durchbohrt ist (Abb. 8). Auch der freie Rand der Knorpelplatte weist zahlreiche Einschnitte unterschiedlicher Tiefe auf (Abb. 8).

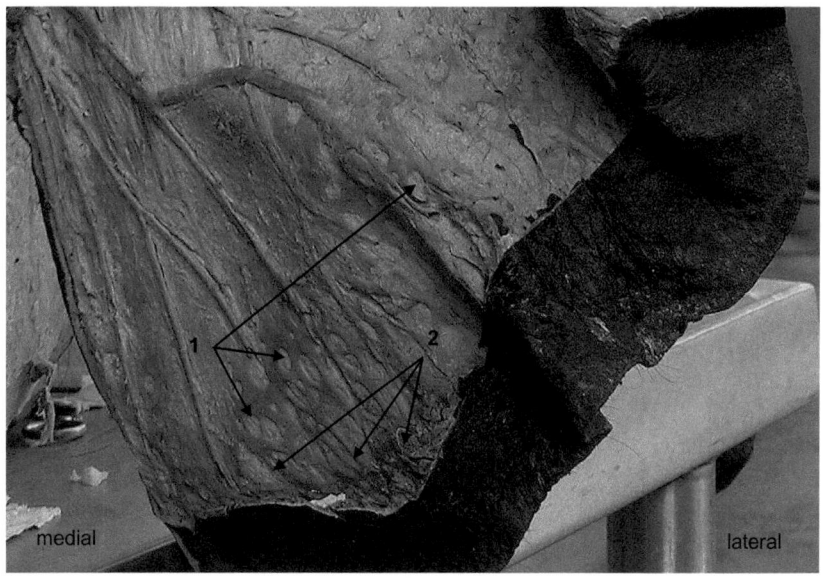

Abb. 8. Darstellung der Löcher und Einschnitte des Ohrmuschelknorpels. Caudalansicht.
1 Löcher in der Knorpelplatte; *2* Einschnitte im Randbereich

4.3 Cartilago scutiformis

Die Cartilago scutiformis stellt bei den untersuchten Tieren ein etwa ein mal zwei Zentimeter großes Knorpelstück dar (Abb. 9, 10). Sie liegt beim Afrikanischen Elefanten im Winkel zwischen rostro-dorsalem Rand der Auricula und den rostralen Ohrmuschelmuskeln und wird von Fettgewebe umgeben (Abb. 9).

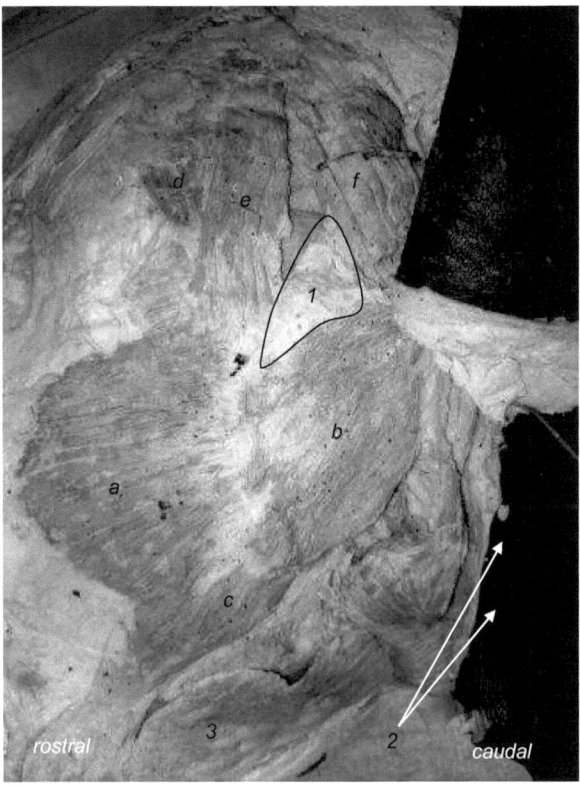

Abb. 9. Cartilago scutiformis in situ. Dorsolaterale Ansicht.
1 Cartilogo scutiformis, schwarz umrandet; *2* Hautspalt führt in äußeren Gehörgang;
3 Schläfendrüse; *a* M. frontoscutularis; *b* M. scutuloauricularis superficialis;
c M. zygomaticoscutularis; *d* M. interscutularis; *e* M. cervicoscutularis;
f M. cervicoauricularis superficialis

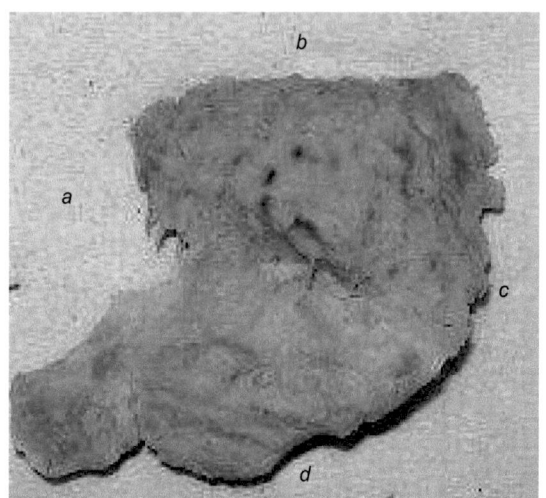

Abb. 10. Linke Cartilago scutiformis. Lateralansicht.
a rostral; *b* dorsal; *c* caudal; *d* ventral

4.4 Äußerer Gehörgang

Der äußere Gehörgang des Afrikanischen Elefanten ist in einen knorpeligen und einen knöchernen Teil gegliedert. In der vorliegenden Arbeit wurde lediglich der knorpelige Teil untersucht.

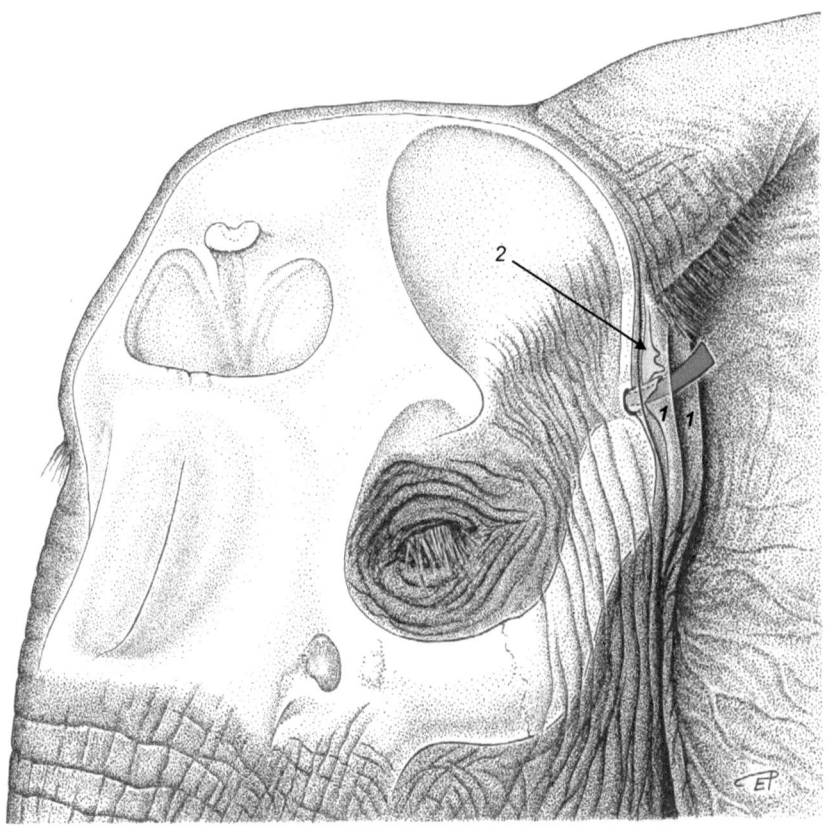

Abb. 11. Kopf des Afrikanischen Elefanten. Craniolaterale Ansicht.
1 Hautfalten, zwischen denen ein Spalt in den äußeren Gehörgang (roter Pfeil) führt; *2* Eminentia concha (blau)

Die Grundlage des trichterförmigen Einganges in den äußeren Gehörgang bildet eine aufgerollte Knorpelplatte (Cartilago anularis), deren Enden überlappen. Die Eingangsöffnung zeigt dabei nach caudal (Abb. 12 a, b). Caudoventral am medialen Teil der Cartilogo anularis entspringen zwei Knorpelstäbe. Beide Stäbe verlaufen in sich leicht gedreht nach caudodorsal bzw. dorsal zur Eminentia conchae. Der anfangs lateral gelegene Knorpelstab, der caudodorsal verläuft, ist synchondrotisch mit der Eminentia conchae verbunden (Abb. 12 a, b). Der zweite Knorpelstab, der anfangs medial von Ersterem liegt, zieht dorsal und verbindet sich über ein straffes Band mit der Eminentia conchae im Bereich der Incisura intertragica (Abb. 12 a, b).

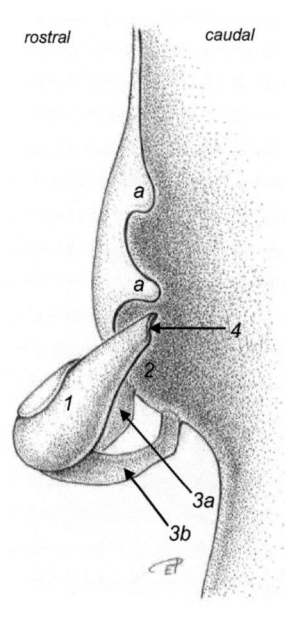

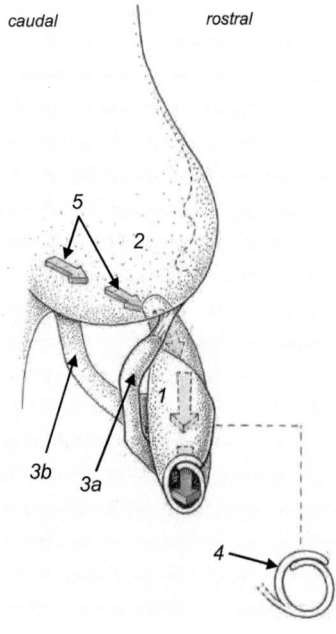

Abb. 12 a. Knorpeliger äußerer Gehörgang. Lateralansicht.

1 knorpeliger äußerer Gehörgang; *2* Eminentia conchae; *3a* medialer, *3b* lateraler Knorpelstab; *4* Eingang des äußeren Gehörganges zeigt nach caudal
a dorsaler u. ventraler Fortsatz der Eminentia conchae

Abb. 12 b. Knorpeliger äußerer Gehörgang. Medialansicht.

1 knorpeliger äußerer Gehörgang; *2* Eminentia conchae; *3a* medialer, *3b* laterale Knorpelstab; *4* knorpeliger äußerer Gehörgang im Querschnitt; *5* Eingang in den Gehörgang bzw. gebogener Verlauf des knorpeligen äußeren Gehörganges (blaue Pfeile)

In ihrem weiteren Verlauf bildet die eingerollte Cartilago anularis eine annähernd gleichweite Röhre, die dann nach medial umbiegt (Abb. 12 b, 13). Sie ist schließlich in den knöchernen Teil des äußeren Gehörganges eingepfalzt, der horizontal verläuft. Der knorpelige Teil des äußeren Gehörganges stellt mit einer Länge von ca. 5 cm den wahrscheinlich längeren Teil des gesamten Gehörganges dar.

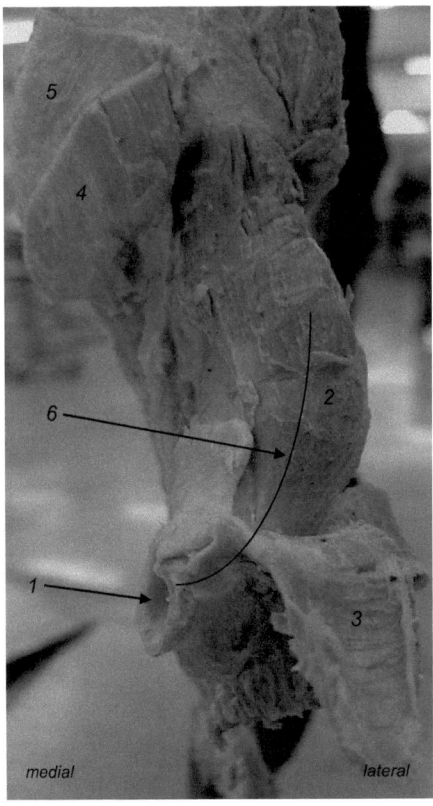

Abb. 13. Äußerer Gehörgang. Rostralansicht.
1 Ende knorpeliger Gehörgang; *2* M. styloauricularis; *3* M. meatus acustici externi, gespalten; *4* M. cervicoauricularis profundus; *5* M. scutuloauricularis profundus; *6* Biegung des Gehörganges schwarz skizziert

Bei der histologischen Untersuchung des quergeschnittenen knorpeligen äußeren Gehörganges konnte zwischen den hyalinen Knorpellagen der Cartilago anularis kollagenes Bindegewebe nachgewiesen werden (Abb. 14).

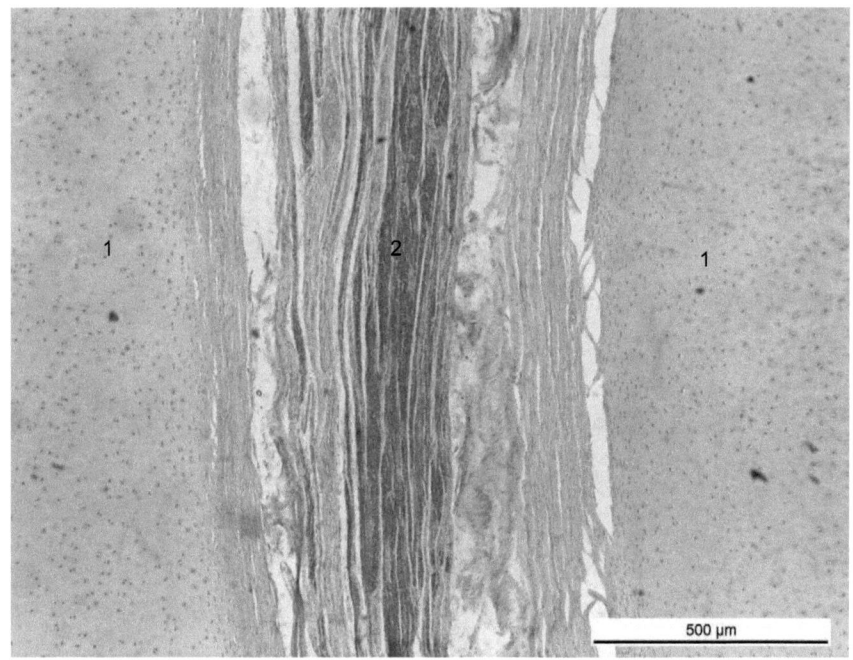

Abb. 14. Histologischer Querschnitt des knorpeligen äußeren Gehörganges. Van Giesson - Färbung.
1 hyaliner Knorpel; *2* kollagenes Bindegewebe

4.5 Haut des äußeren Ohres

Der Ohrmuschelknorpel ist an der Vorder- und Hinterfläche von äußerer Haut von bis zu 10 mm Dicke überzogen. Die Haut lässt sich weder verschieben noch abheben. Im Gegensatz zu den Haussäugetieren zeigt der Afrikanische Elefant wenig bis keine Behaarung auf der Ohrmuschel. Im Bereich um den Eingang in den äußeren Gehörgang nimmt die Behaarung zu (Abb. 15, 16). Weiters findet man an den Rändern der Ohrmuschel wenige, borstenartige Haare. Die gesamte Haut der Ohrmuschel ist grau pigmentiert. Im Eingangsbereich des äußeren Gehörganges bildet die Haut zwei nahezu senkrecht verlaufende Falten, die einen Spalt begrenzen und dem Ohrmuschelknorpel direkt aufliegen (Abb. 11, 15, 16).

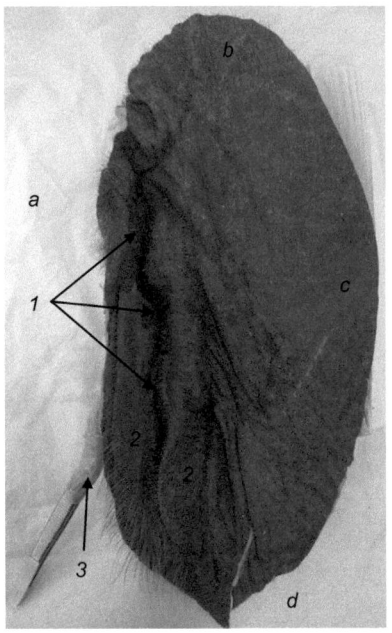 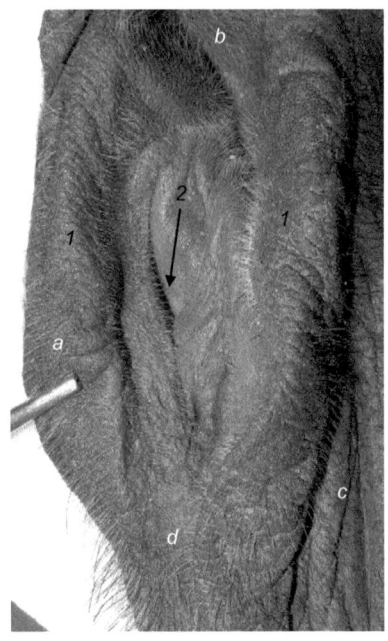

Abb.15. Eingangsbereich um den äußeren Gehörgang. Linkes Ohr. Lateralansicht.
1 senkrechter Hautspalt; *2* Hautfalten; *3* Haut des äußeren Gehörganges (Pinzette eingeführt)
a rostral; b dorsal; c caudal; d ventral

Abb. 16. Eingangsbereich in den äußeren Gehörganges. Linkes Ohr. Lateralansicht.
1 Hautfalten auseinandergezogen; *2* Eingang in den äußeren Gehörgang
a rostral; b dorsal; c caudal; d ventral

Die Haut im Bereich dieser Falten ist bis zu ca. 1 cm dick, vermehrt behaart und in Richtung äußerer Gehörgang zunehmend schwächer pigmentiert (Abb. 16). Der knorpelige äußere Gehörgang ist in seinem gesamten Verlauf mit äußerer Haut ausgekleidet. Das histologische Bild der Haut zeigt einen für die Säugerhaut typischen Schichtaufbau. Es fehlen allerdings Talg- und Schweißdrüsen (Abb. 17, 18). Die Haare bzw. Borsten im Bereich des äußeren Ohres zeigen in ihrem Aufbau keine Besonderheiten (Abb.18).

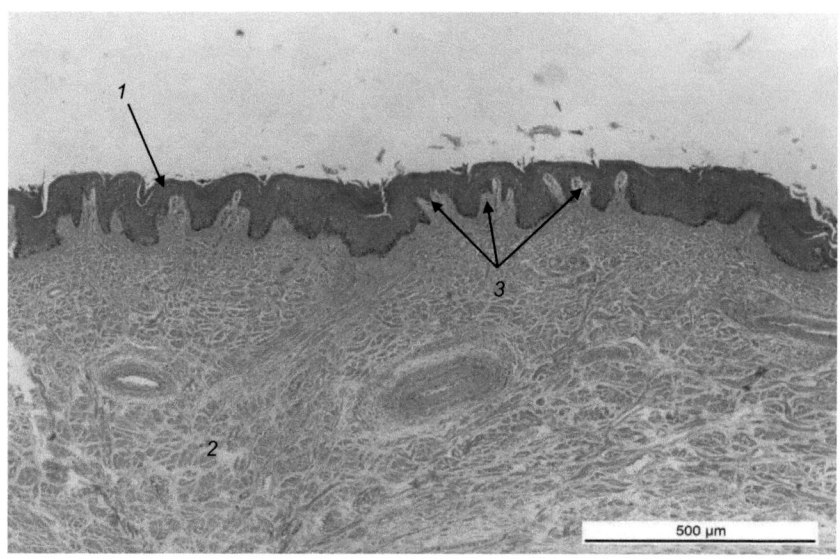

Abb. 17. Histologischer Schnitt der Haut der linken Auricula . H. E. Färbung.
1 Epidermis; *2* Corium; *3* Papillarkörper (Stratum papillare)

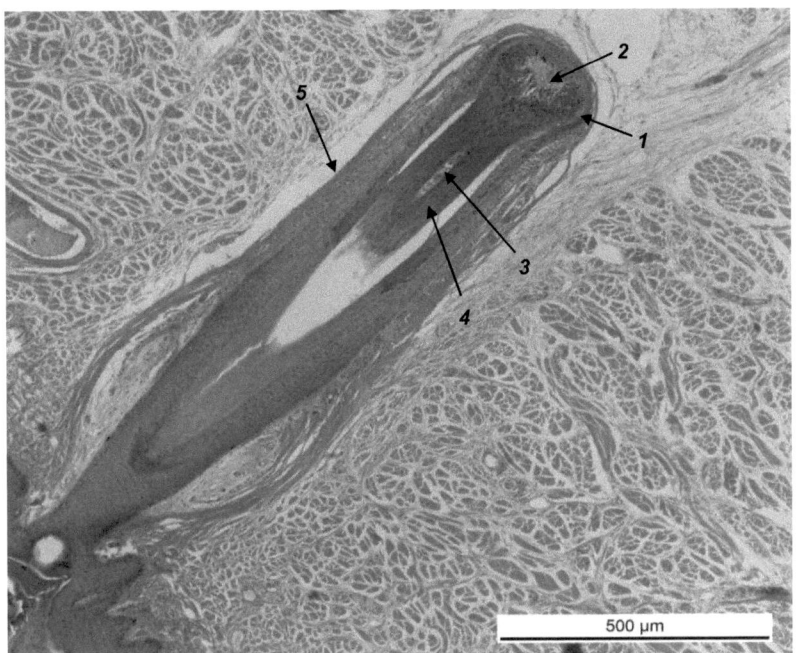

Abb. 18. Histologischer Schnitt der Haut der linken Auricula mit Einzelhaar. H. E. Färbung.
1 Haarzwiebel; *2* Haarpapille; *3* Haarmark; *4* Haarrinde; *5* epitheliale Wurzelscheide; *6* Epidermis; *7* Corium

4.6 Ohrmuschelmuskulatur

Die Ohrmuschelmuskeln können in eine **rostrale,** eine **dorsale,** eine **caudale** und eine **ventrale** Gruppe eingeteilt werden. Muskeln am knorpeligen Gehörgang selbst werden in der vorliegenden Arbeit als **Muskeln des Gehörgangs bzw. der Eminentia conchae** bezeichnet. Beim Afrikanischen Elefanten kann auch der M. cutaneus faciei hier angeführt werden, da einzelne Faserbündel ventral an die Ohrmuschel ziehen (Abb. 19).

4.6.1 Hautmuskulatur

M. cutaneus faciei:

Beim Afrikanischen Elefanten zeigt sich der **M. cutaneus faciei** als dünner, grobfaseriger Hautmuskel. Er zieht von der oberen Halsgegend über die Regio parotidea et masseterica und bedeckt in seinem weiteren Verlauf auch den M. buccinator von lateral fast vollständig. Schließlich verjüngt er sich und strahlt in den M. orbicularis oris ein. Dorsal erkennt man einzelne Muskelfaserbündel, die vom M. cutaneus faciei an den Ohrgrund und an den M. parotidoauricularis ziehen (Abb. 19).

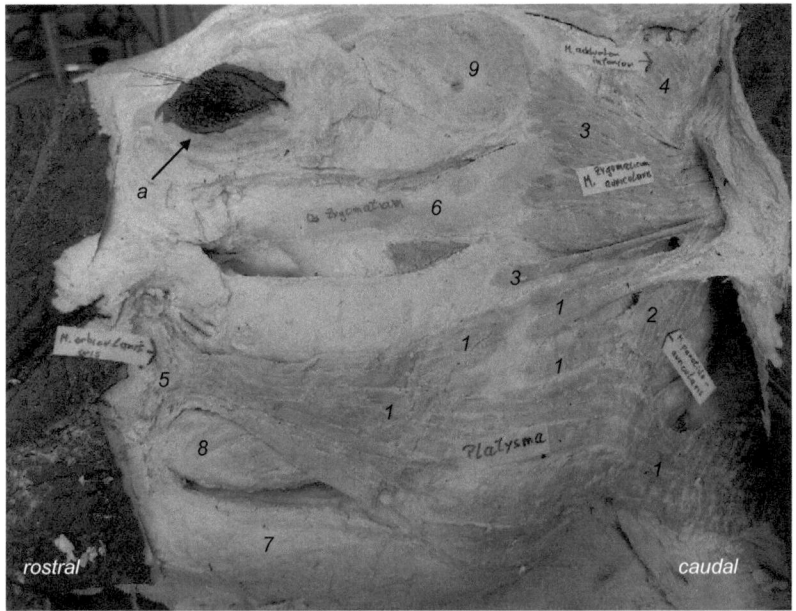

Abb. 19. Linke Kopfseite nach Abpräparieren der Haut. Lateralansicht.

1 M. cutaneus faciei (fälschlich hier als Platysma bezeichnet); *2* M. parotidoauricularis; *3* M. zygomaticoauricularis; *4* M. meatus acustici externi; *5* M. orbicularis oris; *6* Os zygomaticum; *7* Corpus mandibulae; *8* M. buccinator; *9* Schläfendrüse; *a* Linkes Auge

4.6.2 Mm. auriculares rostrales

Im Bereich der rostralen Muskelgruppe befindet sich beim Afrikanischen Elefnten ein nahezu senkrecht verlaufender Sehnenstreifen, der der umliegenden Muskulatur als Ursprungs- bzw. Ansatzstelle dient. Der Sehnenstreifen liegt bei den untersuchten juvenilen Tieren ca. 5 cm dorsocaudal der Schläfendrüse, ca. 5 cm rostral des rostrodorsalen Ohrrandes und knapp ventral der Cartilago scutiformis (Abb. 20).

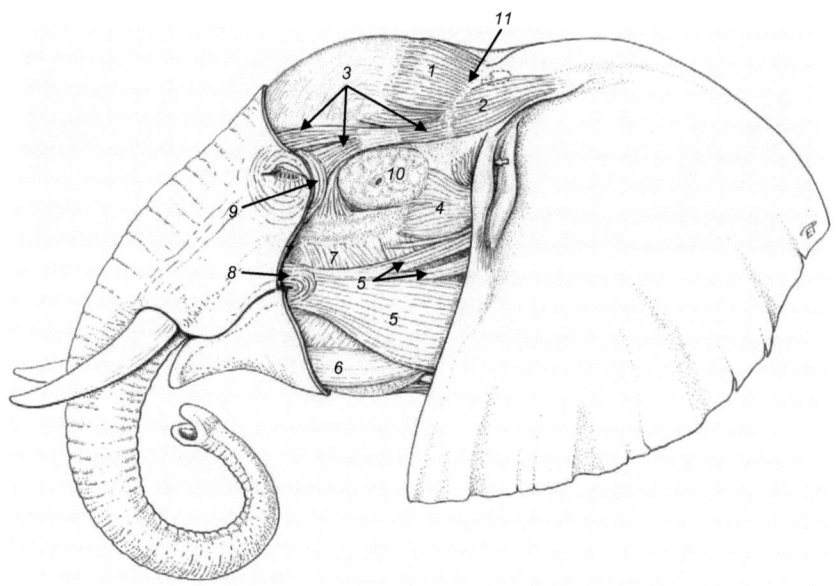

Abb. 20. Rostrale Ohrmuschelmuskulatur. Lateralansicht.

1 M. frontoscutularis; *2* M. scutuloauricularis superficialis; *3* M. zygomaticoscutularis; *4* M. zygomaticoauricularis; *5* M. cutaneus faciei; *6* M. depressor labii inferioris; *7* M. buccinator; *8* M. orbicularis oris; *9* M. orbicularis oculi; *10* Schläfendrüse; 11 Sehnenstreifen; Pfeil, Eingang in den äußeren Gehörgang; strichlierte Linie, Umriss der Cartilago scutiformis (bei 2)

M. frontoscutularis: Dieser Muskel liegt am weitesten dorsal und ist bei den untersuchten Tieren ca. handtellergroß. Er entspringt aus der seitlichen Kopffaszie auf Höhe der rostralen Hälfte der Schläfendrüse, allerdings dorsal von ihr. Sein Faserverlauf ist rostroventral und er inseriert an dem nahezu dorsoventral verlaufenden Sehnenstreifen (Abb. 20, 21).

M. scutuloauricularis superficialis: Dieser Muskel nimmt seinen Ursprung von diesem Sehnenstreifen. Er zieht als kräftiger Muskelbauch nach caudal, um am craniodorsalen Teil des Ohrmuschelknorpels und am ventralen Rand der Cartilago scutiformis anzusetzen. Seine Faserrichtung ist caudodorsal (Abb. 20, 21).

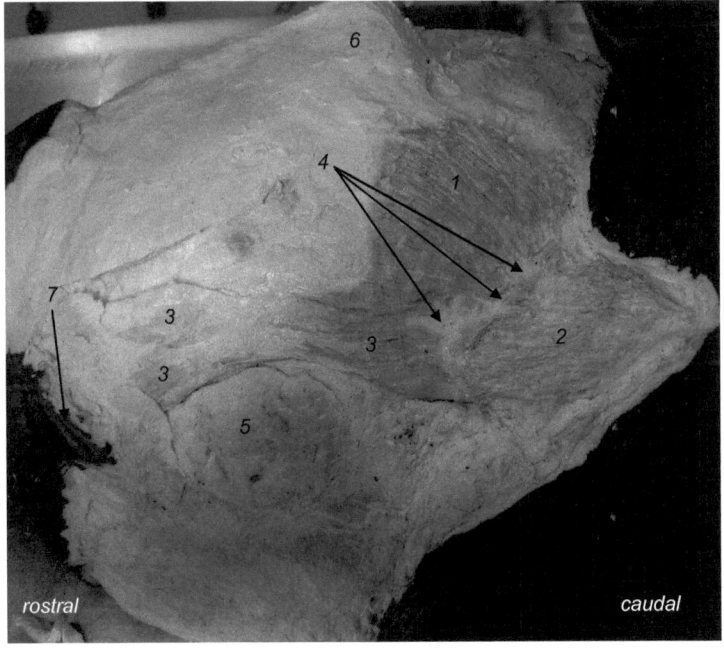

Abb. 21. Linke Kopfseite, nach abpräparieren der Haut. Dorsolateralansicht.
1 M. frontoscutularis; *2* M. scutuloauricularis superficialis; *3* M. zygomaticoscutularis; *4* Sehnenstreifen; *5* Schläfendrüse; *6* Os interparietale; *7* linkes Auge

M. zygomaticoscutularis: Er inseriert wiederum fleischig, ventral am oben genannten Sehnenstreifen. Dieser Muskel entspringt mit zwei fleischigen Muskelbäuchen caudodorsal an der knöchernen Orbitaumrandung. Eine Verbindung mit dem M. orbicularis oculi ist nicht zu erkennen (Abb. 20, 21). Diese Muskelbäuche verbinden sich dorsal der Schläfendrüse und in diesem Bereich befindet sich eine Zwischensehne.

Vom oben genannten Sehnenstreifen entspringt ein tiefer Teil der rostralen Muskelgruppe, der **M. scutuloauricularis profundus** (Abb. 22, 23). Dieser tiefe Muskel legt sich medial direkt über das Ohrmuschelgesäß, um breitflächig an seinem caudalen Rand zu inserieren. Die Wirkung dieser rostralen Muskelgruppe ist die Rostralverschiebung des oben genannten Sehnenstreifens bzw. auch der Cartilago scutiformis.

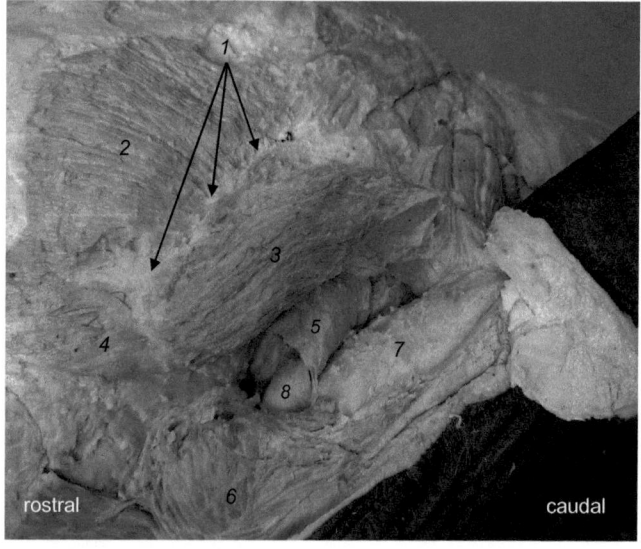

Abb. 22. Rostrale Muskelgruppe. Linke Kopfseite. Dorsolaterale Ansicht.

1 Sehnenstreifen; *2* M. frontoscutularis; *3* M. scutuloauricularis superficialis, vom Ohrmuschelknorpel abgetrennt; *4* M. zygomaticoscutularis; *5* M. scutuloauricularis profundus; *6* M. meatus acustici externi; *7* rostrale Kante der Eminentia conchae; *8* M. cervicoauricularis profundus

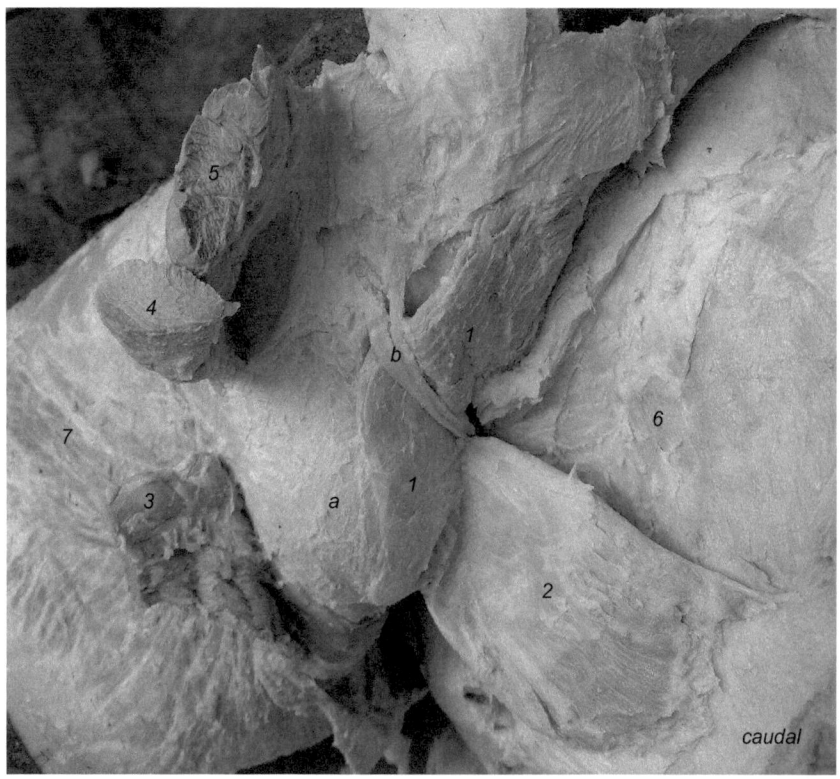

Abb. 23. Darstellung des M. scutuloauricularis profundus und seiner Ansatzstelle. Ohrmuschel nach rostral geklappt. Caudalansicht.
1 M. scutuloauricularis profundus; 2 M. cervicoauricularis profundus; 3 M. cervicoauricularis medius (durchtrennt); 4 M. parietoauricularis (durchtrennt); 5 M. cervicoauricularis superficialis (durchtrennt); 6 M. splenius cervicis; 7 Ohrmuschel nach rostral geklappt; a mediale Seite der Eminentia conchae; b N. auricularis caudalis des N. facialis, zweigeteilt

M. zygomaticoauricularis: Dieser Muskel entspringt mit seinen ventralen zwei Dritteln am caudalen Abschnitt des Jochbeinbogens. Das dorsale Drittel entspringt caudal an der Schläfendrüse (Abb. 24). Von seinem Ursprung zieht der Muskel sich fächerförmig verbreiternd nach caudal. Er verjüngt sich ventral des knorpeligen äußeren Gehörganges, um dann caudoventral der Eminentia conchae anzusetzen. Der dorsale Bauch legt sich ventral an den knorpeligen Teil des äußeren Gehörganges und setzt hier bzw. am caudodorsal verlaufenden Knorpelstab an, der ventrale Teil zieht direkt an den caudoventralen Abschnitt der Eminentia conchae (Abb. 25, 26).

Durch seinen Ansatzs im ventrocaudalen Bereich der Eminentia conchae unterstützt der M. zygomaticoauricularis das Anlegen der Ohrmuschel an den Hals.

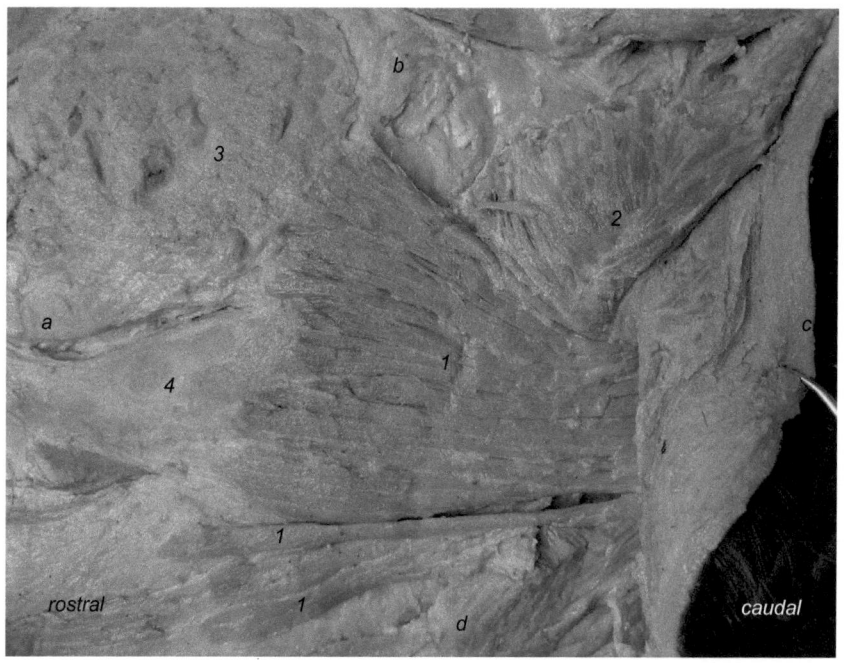

Abb. 24. M. zygomaticoauricularis. Linke Kopfseite. Lateralansicht.
1 M. zygomaticoauricularis; *2* M. meatus acustici externi; *3* Schläfendrüse; *4* Os zygomaticum
a rostral; *b* dorsal; *c* caudal; *d* ventral

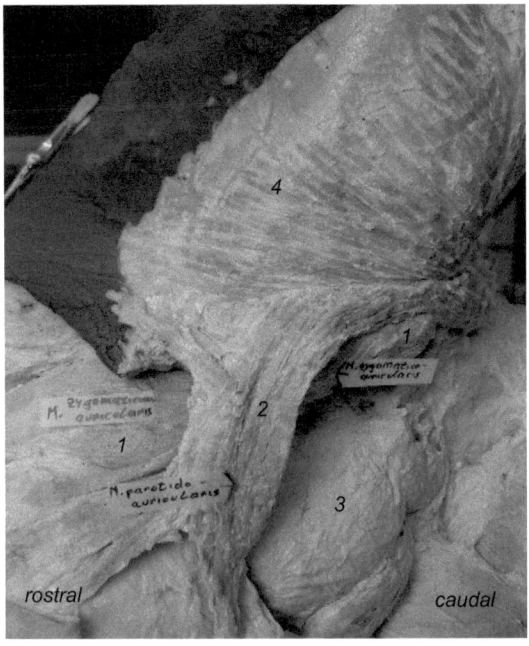

Abb. 25. Darstellung des Verlaufes des M. zygomaticoauricularis.
Ohr nach rostrodorsal geklappt.
Ventrolaterale Ansicht.

1 M. zygomaticoauricularis;
2 M. parotidoauricularis;
3 Gl. parotis;
4 caudoventrale Ohrmuschelfläche

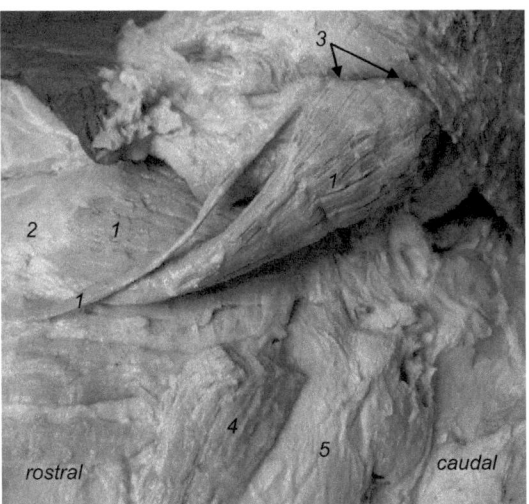

Abb. 26. Darstellung des Verlaufes des M. zygomaticoauricularis
Ohr nach rostrodorsal geklappt.
Ventrolaterale Ansicht.

1 M. zygomaticoauricularis;
2 Ende des Os zygomaticum;
3 Ansatzstelle caudoventral an der Eminentia conchae;
4 M. parotidoauricularis (durchtrennt)
5 Gl. parotis

4.6.3 Mm. auriculares dorsales

Der **M. interscutularis** (Abb. 27) entspringt median aus der Nackenfaszie. In seinem Verlauf zur Cartilago scutiformis unterkreuzt er den **M. cervicoscutularis**, der caudal des M. interscutularis entspringt. Der M. interscutularis zeigt einen annähernd transversalen Faserverlauf, der **M. cervicoscutularis** einen sagittalen. Kurz vor ihrem Ansatz an der Cartilago scutiformis vereinigen sich beide Muskeln (Abb. 27, 28). Der **M. interscutularis** und der **M. cervicoscutularis** unterstützen das Anheben (Dorsalverschiebung) bzw. auch eine Caudalverschiebung der Cartilago scutiformis und wahrscheinlich auch der Ohrmuschel.

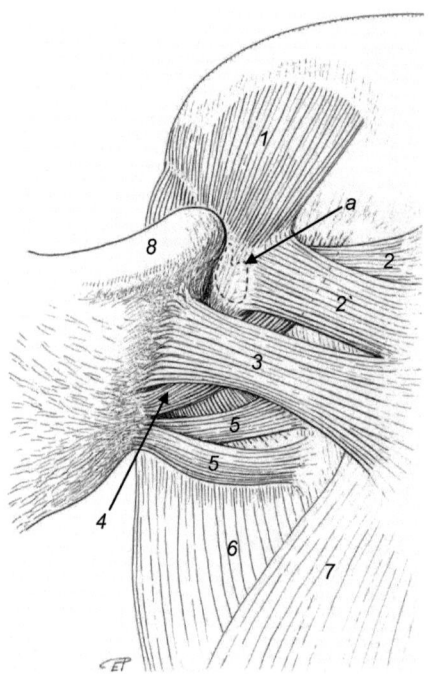

Abb. 27. Darstellung der Mm. auriculares dorsales, caudales und teils rostrales. Dorsocaudale Ansicht.

1 M. frontoscutularis; *2* M. interscutularis;
2' M. cervicoscutularis
3 M. cervicoauricularis superficialis;
4 M. parietoauricularis;
5 M. cervicoauricularis medius;
6 M. splenius cervicis;
7 M. trapezius (Pars cervicis)
8 dorsale Kante der Ohrmuschel
a Cartilogo scutiformis (Umriss strichliert)

4.6.4 Mm. auriculares caudales

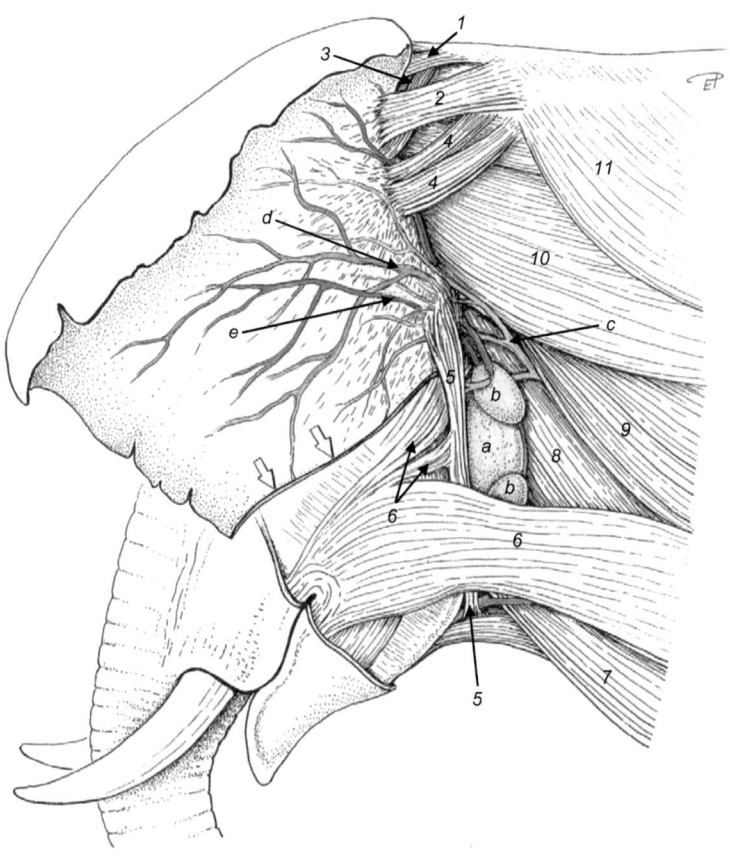

Abb.28. Darstellung oberflächlicher Muskeln am Hals. Ohrmuschel nach rostral geklappt. Lateralansicht.

1 M. cervicoscutularis; 2 M. cervicoauricularis superficialis; 3 M. parietoauricularis; 4 M. cervicoauricularis medius; 5 M. parotidoauricularis; 6 M. cutaneus faciei; 7 M. sternocephalicus (Pars zygomatica); 8 M. brachiocephalicus; 9 M. omotransversarius; 10 M. splenius cervicis; 11 M. trapezius (Pars cervicis)
a Gl. parotis; b Lnn. parotidei; c N. auricularis magnus; d V. auricularis intermedia; e R. auricularis intermedius der A. auricularis caudalis; Pfeile, Schnittkante der Ohrmuschel

M. parietoauricularis: Er entspringt breit und flach knapp ventral der dorsalen Medianlinie aus der Kopffaszie unter den Mm. frontoscutularis und interscutularis. Er zieht nach caudal und liegt dabei unter der Cartilago scutiformis und dem M. cervicoscutularis. In seinem Verlauf nach caudal nimmt der M. parietoauricularis an Dicke zu: Seine größte Dicke (ca. 3 Zentimeter) erreicht er bereits auf halber Strecke. Er setzt caudal am Ohrmuschelknorpel unter dem M. cervicoauricularis superficialis an (Abb. 27). Dieser Muskel unterstützt das Anlegen der Ohren seitlich an den Hals.

M. cervicoauricularis superficialis: Der M. cervicoauricularis superficialis ist ein kräftiger, fleischiger Muskel, der seinen Ursprung dorsal aus der Nackenfaszie nimmt. Sein Verlauf ist von caudal nach rostrolateral, um caudodorsal am Ohrmuschelknorpel anzusetzen. Dabei zieht er knapp caudal der Cartilago scutiformis vorbei (Abb. 27, 28, 29). Der M. cervicoauricularis superficialis unterstützt das Anlegen der Ohrmuschel seitlich an den Hals.

M. cervicoauricularis medius: Der M. cervicoauricularis medius ist der am weitesten ventral gelegene Muskel der caudalen Muskelgruppe. Er entspringt annähernd mittig (dorsoventral) aus der Halsfaszie und ist an seinem Ursprung zweigeteilt. Beide Bäuche verlaufen anfangs parallel, vereinigen sich auf halber Strecke an ihrer Kontaktfläche und setzen im caudoventralen Bereich des Ohrmuschelknorpels an (Abb. 27, 28, 29). Der M. cervicoauricularis medius unterstützt das Anlegen der Ohren seitlich am Hals.

M. cervicoauricularis profundus: Der Ursprung dieses Muskels befindet sich an der seitlichen Halsfaszie knapp ventral des Ursprunges des M. cervicoauricularis medius. Er beginnt breit und fleischig, bekommt jedoch ungefähr auf halber Strecke sehnigen Charakter. Der M. cervicoauricularis profundus verjüngt sich in seinem Verlauf nach rostral zunehmend. Er verläuft medial über die Eminentia conchae und setzt an ihrem rostralen Rand an. An seiner Ansatzstelle wird er vom M. scutuloauricularis profundus lateral überkreuzt (Abb. 29, 30). Der M. cervicoauricularis profundus unterstützt sehr wahrscheinlich die Drehung der Ohrmuschel nach rostral.

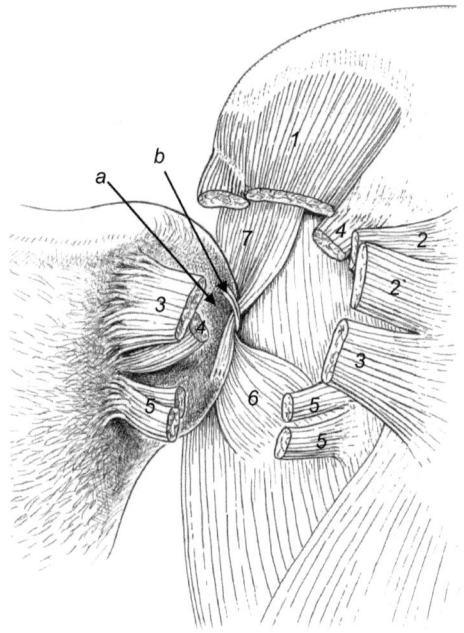

Abb. 29. Darstellung der tiefen Ohrmuschelmuskulatur. Oberflächliche Muskeln durchtrennt. Dorsocaudale Ansicht.

1 M. frontoscutularis; *2* M. interscutularis und
2' M. cervicoscutularis;
3 M. cervicoauricularis superficialis;
4 M. parietoauricularis;
5 M. cervicoauricularis medius;
6 M. cervicoauricularis profundus;
7 M. scutuloauricularis profundus

a Eminentia conchae; *b* N. auricularis caudalis des N. facialis

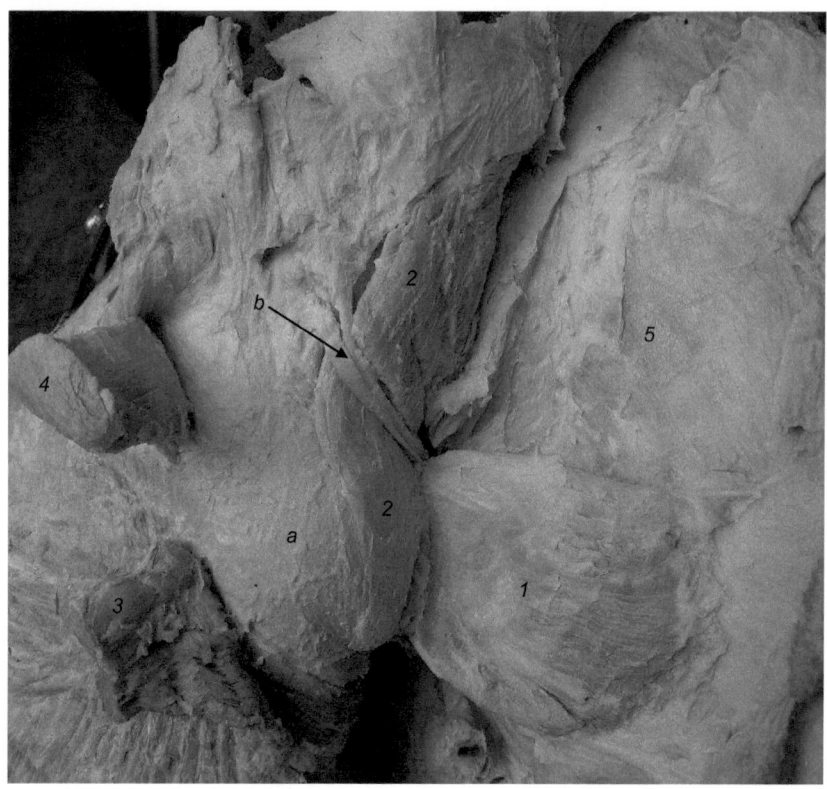

Abb. 30. Darstellung der tiefen Ohrmuschelmuskulatur. Ohrmuschel nach rostral geklappt. Caudolaterale Ansicht.

1 M. cervicoauricularis profundus; *2* M. scutuloauricularis profundus; *3* M. cervicoauricularis medius (durchtrennt); *4* M. cervicoauricularis superficialis (durchtrennt); *5* M. splenius cervicis

a Eminentia conchae; *b* N. auricularis caudalis des N. facialis

4.6.5 M. auricularis ventralis

M. parotidoauricularis:

Der einzige von ventral an die Ohrmuschel tretende Muskel stellt ein dünnes Muskelband dar. Er nimmt seinen Ursprung ventral des Ohrmuschelknorpels aus einem Fascienblatt medial des M. sternocephalicus (Pars mandibularis), zieht lateral über die Gl. parotis um dann caudal des Ramus mandibulae ventral am Ohrmuschelknorpel anzusetzten. Über ein dünnes Muskelband steht der M. parotidoauricularis auf Höhe der Gl. parotis mit dem M. cutaneus faciei in Verbindung (Abb. 31). Seine Wirkung besteht im Niederziehen der Ohrmuschel.

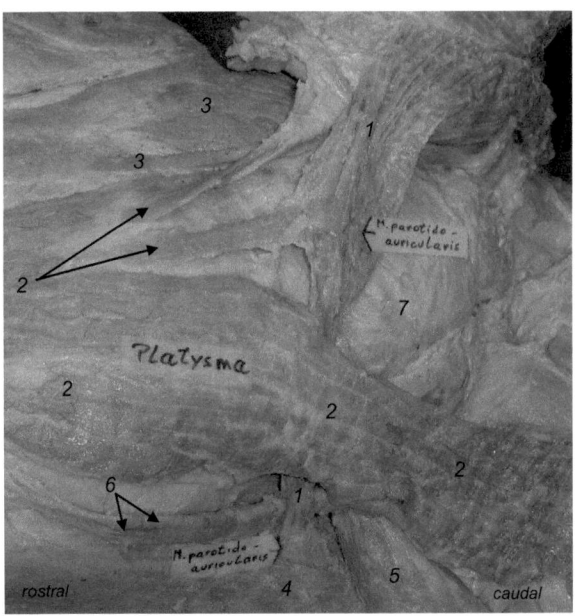

Abb.31. Darstellung des M. parotidoauricularis. Ventrolateralansicht. Ohrmuschel nach dorsal geklappt.
1 M. parotidoauricularis; *2* M. cutaneus faciei (hier fälschlich als Platysma bezeichnet); *3* M. zygomaticoauricularis; *4* M. sternocephalicus (Pars mandibularis); *5* M. sternozygomaticus; *6* A. u. V. facialis; *7* Gl. parotis

4.6.6 Muskeln des Gehörganges bzw. an der Eminentia conchae

Direkt am knorpeligen Teil des äußeren Gehörganges selbst findet man eine kleine Muskelgruppe, die aus **drei Muskeln** besteht nämlich den Mm. meatus acustici externi, styloauricularis und tragicus (Abb. 32, 33, 34). Die Benennung dieser Muskeln erfolgte nach SCHALLER (2007), der M. meatus acustici externi wurde aufgrund seiner Lage benannt.

Der **M. meatus acustici externi** grenzt dorsal an den M. zygomaticoauricularis und liegt am weitesten oberflächlich. Der M. meatus acustici externi setzt einerseits am ventralen abgerundeten Fortsatz im Bereich des Margo tragicus der Eminentia conchae und andererseits am knorpeligen Teil des äußeren Gehörganges an, den er auch zur Gänze umhüllt (Abb. 32, 33).

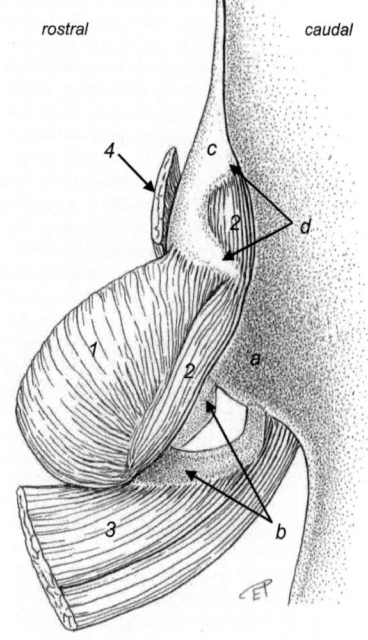

Abb. 32. Äußerer Gehörgang mit Gehörgangsmuskeln. Lateralansicht.

1 M. meatus acustici externi; *2* M. tragicus;
3 M. zygomaticoauricularis;
4 M. scutuloauricularis profundus

a Eminentia conchae; *b* Knorpelstäbe; *c* Margo tragicus; *d* dorsaler u. ventraler Fortsatz der Eminentia conchae

Der **M. styloauricularis** kommt erst durch die Spaltung des M. meatus acustici externi zum Vorschein (Abb. 33, 34). Der M. styloauricularis ist ein spindelförmiger, fleischiger Muskel der dem trichterförmigen Eingang des knorpeligen äußeren Gehörganges rostrodorsal aufliegt. Sein Ursprung ist knapp dorsal am Übergang vom knorpeligen in den knöchernen Gehörgang. Er setzt am ventralen abgerundeten Knorpelfortsatz der Eminentia conchae an.

Der **M. tragicus** liegt im knorpeligen Bereich des Tragus. Er verbindet den dorsalen und den ventralen abgerundeten Knorpelfortsatz an der Eminentia conchae miteinander und legt sich in seinem Verlauf nach ventral an den M. meatus acustici externi an (Abb. 32, 34).

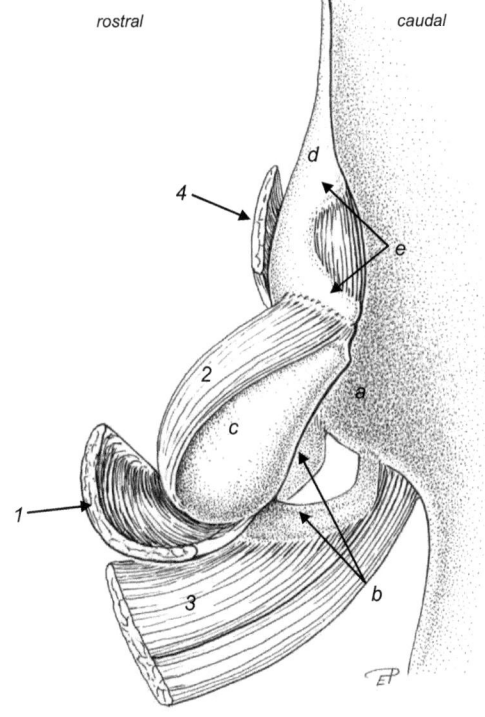

Abb. 33. Äußerer Gehörgang mit Gehörgangsmuskeln. Lateralansicht.

1 M. meatus acustici externi, durchtrennt, dorsaler Teil entfernt, ventraler Teil nach rostroventral geklappt;
2 M. styloauricularis;
3 M. zygomaticoauricularis;
4 M. scutuloauricularis profundus

a Eminentia conchae; *b* Knorpelstäbe;
c knorpeliger Gehörgang; *d* Margo tragicus;
e dorsaler u. ventraler Fortsatz der Eminentia conchae

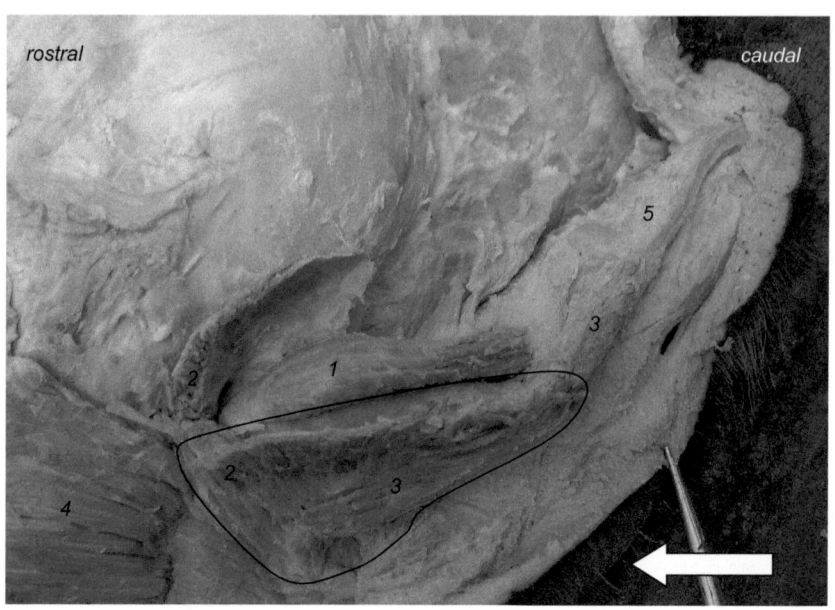

Abb. 34. Darstellung der Gehörgangsmuskeln. Dorsolaterale Ansicht.

1 M. styloauricularis; *2* M. meatus acustici externi, gespalten; *3* M. tragicus; *4* M. zygomaticoauricularis; *5* Margo tragicus; Pfeil, Eingang in den äußeren knorpeligen Gehörgang; schwarze Linie, Umriss des knorpeligen äußeren Gehörganges

4.7 Gefäß - und Nervenversorgung der Ohrmuschel

Die Gefäß- und Nervenversorgung der Ohrmuschel des Afrikanischen Elefanten ist durch ein fächerförmig verzweigtes Leitungssystem gekennzeichnet. Die versorgenden Strukturen treten von caudal an das äußere Ohr heran. Da der Knorpel der Ohrmuschel an der Peripherie durchlöchert ist, können die Leitungsbahnen auch auf die rostral Fläche (= "innere" Fläche bei Haussäugetieren und Mensch) übertreten. Die Verzweigungsmuster der Leitungsbahnen lassen eine gewisse individuelle Variabilität erkennen. In diesem Zusammenhang muss auch darauf hingewiesen werden, dass besonders das venöse System am Hals eine hohe Variabilität im Hinblick auf die Ausbildung von Kollateralen bzw. auf eine Plexusbildung aufweist.

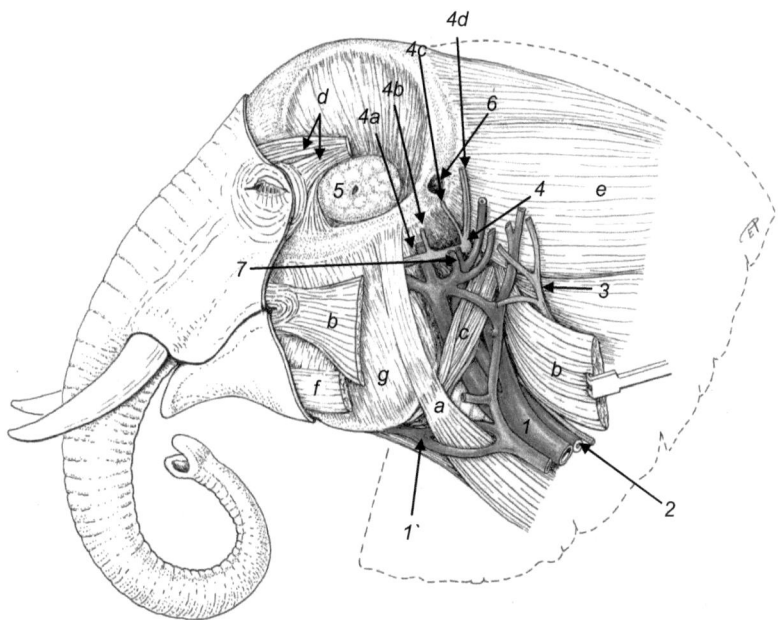

Abb. 35. Übersicht der zuführenden Gefäß- und Nervenversorgung zur Ohrmuschel. Linke Kopfseite. Lateralansicht.
1 V. jugularis (blau); *1`* V. facialis; *2* A. carotis communis (rot); *3* N. auricularis magnus mit seiner Aufteilungen; *4* N. facialis; *4a* R. buccalis; *4b* N. auriculopalpebralis; *4c* R. auricularis internus; *4d* N. auricularis caudalis; *5* Schläfendrüse; *6* Eingang in den knöchernen Teil des äußeren Gehörgang; *7* A. u. V. temporalis superficialis; -- Umriß Ohrmuschel; *a* M. sternocephalicus (Pars zygomatica); *b* M. cutaneus faciei; *c* M. digastricus; *d* M. zygomaticoscutularis; *e* M. splenius cervicis; *f* M. depressor labii inferioris; *g* M. masseter

Die arterielle Versorgung der Ohrmuschel kommt im cranialen Drittel des Halses aus der A. carotis communis. Auf Höhe der Glandula parotis teilt sich die A. carotis communis (Abb. 35) auf und gibt einen dorsalen Ast an die Ohrmuschel ab. Nachdem dieses als **A. auricularis caudalis** zu bezeichnende Gefäß den M. digastricus unterkreuzt hat, verläuft es nach dorsal bzw. caudal an das äußere Ohr. Diese A. auricularis caudalis teilt sich auf Höhe der Gl. parotis in drei Äste, nämlich den Ramus auricularis lateralis, den R. auricularis intermedius und den R. auricularis medialis (Abb. 36).

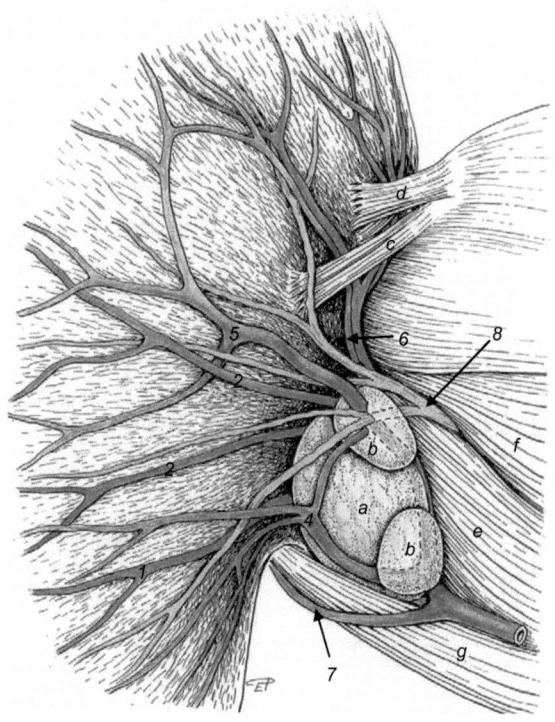

Abb. 36. Darstellung der Gefäß- und Nervenversorgung der Ohrmuschel. Linkes Ohr. Caudalansicht.

1 R. auricularis lateralis; *2* Zwei Äste des R. auricularis intermedius; *3* R. auricularis medialis; *4* V. auricularis lateralis; *5* V. auricularis intermedia; *6* V. auricularis medialis; *7* V. facialis; *8* N. auricularis magnus; *a* Gl. parotis; *b* Lnn. parotidei; *c* M. cervicoauricularis medius; *d* M. cervicoauricularis superficialis; *e* M. brachiocephalicus; *f* M. omotransversarius; *g* M. sternocephalicus (Pars zygomatica)

Der Ramus auricularis lateralis stellt den am weitesten lateral verlaufenden Ast dar, der sich fächerförmig in weitere Äste aufteilt. Auch der Ramus auricularis intermedius teilt sich medial der Gl. parotis in zwei Hauptäste auf, die sich im Zentrum der Ohrmuschel weiter aufteilen. Der Ramus auricularis medialis bzw. seine Äste unterkreuzen den M. cervicoauricularis medius und den M. cervicoauricularis superficialis und ziehen an die caudale Fläche der Ohrmuschel (Abb. 36). Von der A. auricularis caudalis zweigt die **A. temporalis superficialis** nach rostrodorsal ab (Abb. 35), von der die A. auricularis rostralis entspringt. Die A. auricularis rostralis versorgt in ihrem weitern Verlauf nach dorsal die rostrale Ohrmuschelmuskulatur.

Das venöse Abflusssystem ist dem arteriellen Gefässsystem ähnlich; die Arterien werden i. d. R. von Venen begleitet. Die **Vv. auriculares lateralis, intermedia und medialis** fließen z. T. in eine **V. auricularis caudalis** und z. T. in ein Venenflechtwerk. Die Gl. parotis wird nämlich von einem Flechtwerk von Venen umgeben und durchzogen. Dieser Venenplexus ist individuell unterschiedlich ausgebildet, mündet aber letztlich in die **V. jugularis externa**. Eine dünne **V. auricularis rostralis** mündet in die craniodorsal verlaufende **V. temporalis superficialis**, welche wiederum in der **V. jugularis externa** mündet.

Die rostralen Gefäße sind beim Afrikanischen Elefanten im Vergleich zur caudalen Gefäßversorgung dünn und wenig verzweigt. Die caudale Gefäßversorgung ist durch ein stark verzweigtes, großlumiges Leitungssystem gekennzeichnet und bis in die Peripherie der Ohrmuschel zu erkennen. Dabei können die Gefäße von der Caudalfläche der Ohrmuschel über Löcher im Randbereich des Ohrmuschelknorpels auch auf die Vorderfläche der Ohrmuschel ziehen (Abb. 37).

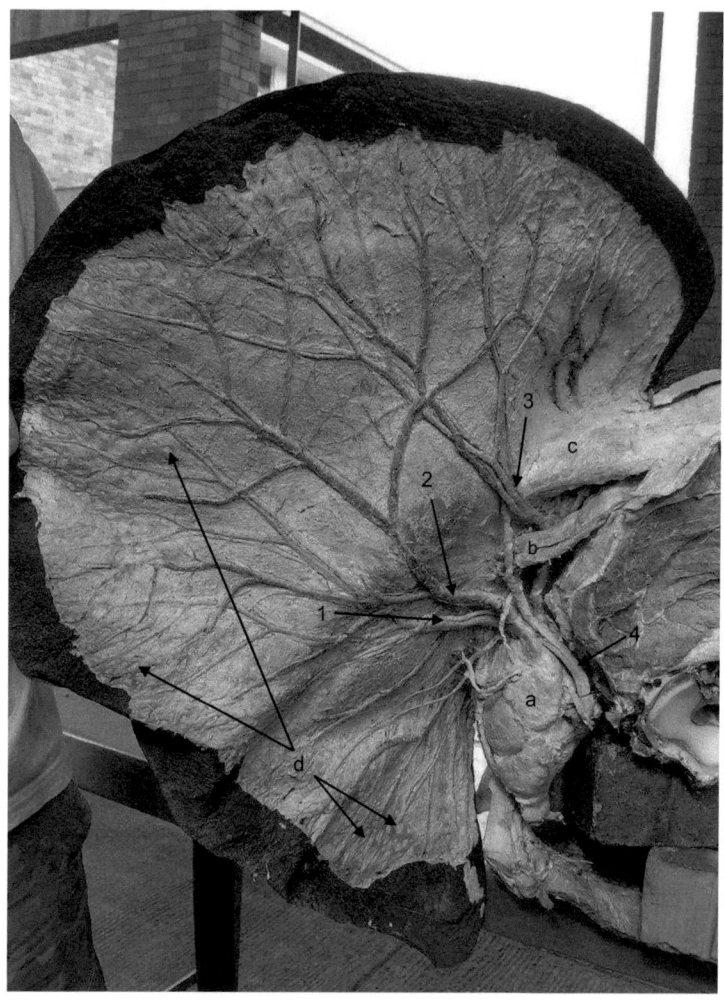

Abb. 37. Gefäß- und Nervenversorgung der Ohrmuschel. Linkes Ohr. Caudalansicht.

1 R. und V. auricularis lateralis; *2* R. und V. auricularis intermedius/a; *3* R. und V. auricularis medialis mit dorsalem Ast des N. auricularis magnus; *4* N. auricularis magnus *a* Gl. parotis; *b* M. cervicoauricularis medius; *c* M. cervicoauricularis superficialis; *d* Löcher im Ohrmuschelknorpel (Auswahl)

Die nervale Versorgung der Ohrmuschel erfolgt von caudal durch den **N. cervicalis II** und von rostral durch den **N. facialis**.

Der **N. cervicalis II** verlässt den Rückenmarkskanal zwischen dem ersten und zweiten Halswirbel (Abb. 38) und gibt einen dorsalen und einen ventralen Ast ab. Der Ramus ventralis des **N. cervicalis II**, der **N. auricularis magnus**, zieht zwischen dem M. omotransversarius und dem M. brachiocephalicus an die Oberfläche (Abb. 36). Caudal der Ohrmuschelbasis, auf Höhe der Gl. parotis teilt sich der **N. auricularis magnus** in drei Hauptästeste, die zur caudalen Ohrmuschelfläche ziehen, in Richtung Peripherie laufen und sich weiter aufteilen. Die Aufteilung des N. auricularis magnus ist jener des Gefäßsystemes ähnlich; in der Regel folgt ein Nerv einem Gefäßpaar (Abb. 36, 37).

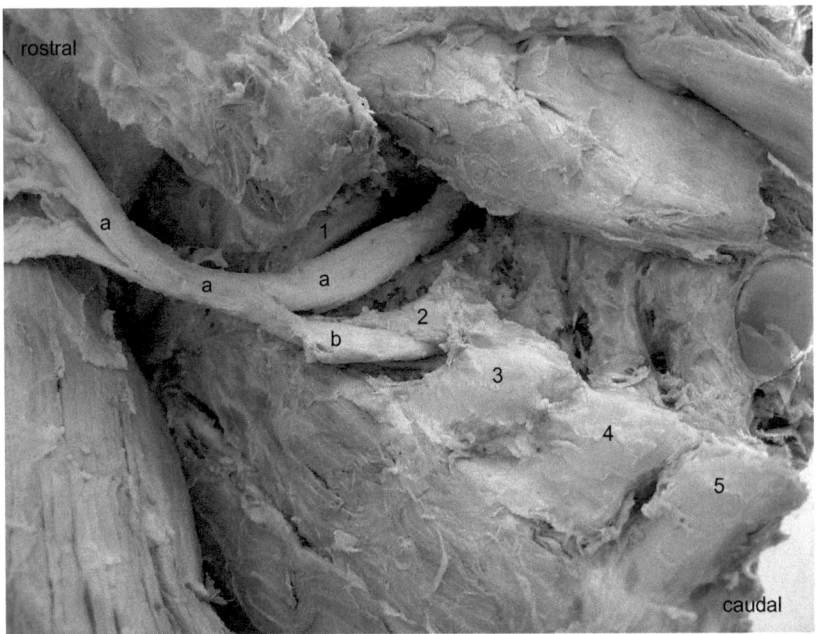

Abb. 38. N. cervicalis II. Austritt aus dem Rückenmarkskanal zw. 1. und 2. Halswirbel. Caudolaterale Ansicht.
1-5 erster bis fünfter Halswirbel; *a* N. cervicalis II; *b* N. cervicalis III (durchtrennt)

Die Innervation der Ohrmuschelmuskulatur erfolgt durch den **N. facialis**. Dieser Nerv tritt durch das Foramen stylomastoideum aus der Schädelhöhle aus. Kurz nach seinem Austritt gibt er nach dorsal einen Ast ab, der sich kurz darauf in den nach dorsal verlaufenden **Nervus auricularis caudalis** und den nach rostrodorsal verlaufenden **R. auricularis internus** teilt. Im Verlauf nach rostral gibt der N. facialis den N. auriculopalpebralis ab (Abb. 39). Vom N. auriculopalpebralis wird der **Ramus auricularis rostralis** abgegeben, der die rostrale Ohrmuschelmuskulatur innerviert (Abb. 40).

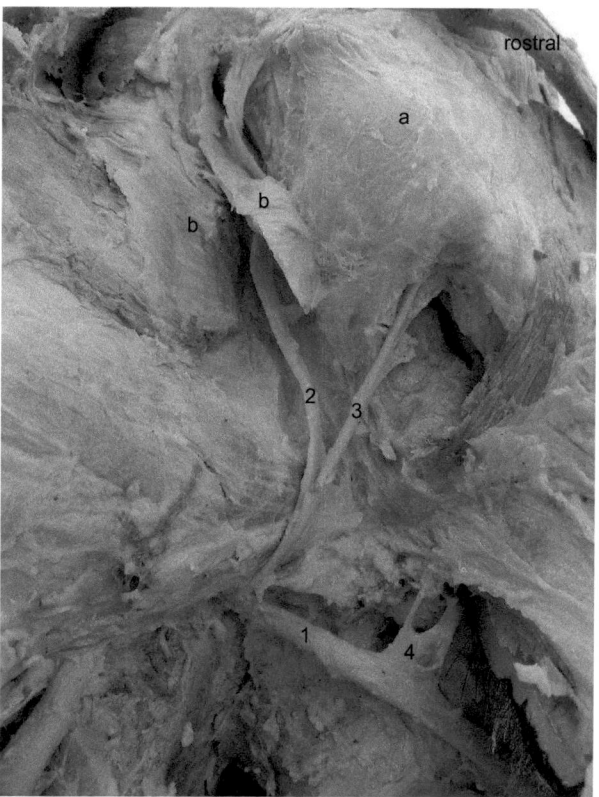

Abb. 39. Aufteilung des N. facialis. Rechtes Ohr stark nach rostral geklappt. Caudolaterale Ansicht.
1 N. facialis; *2* Nervus auricularis caudalis; *3* Ramus auricularis internus; *4* N. auriculopalpebralis; *a* Eminentia conchae; *b* M. scutuloauricularis profundus (durchtrennt)

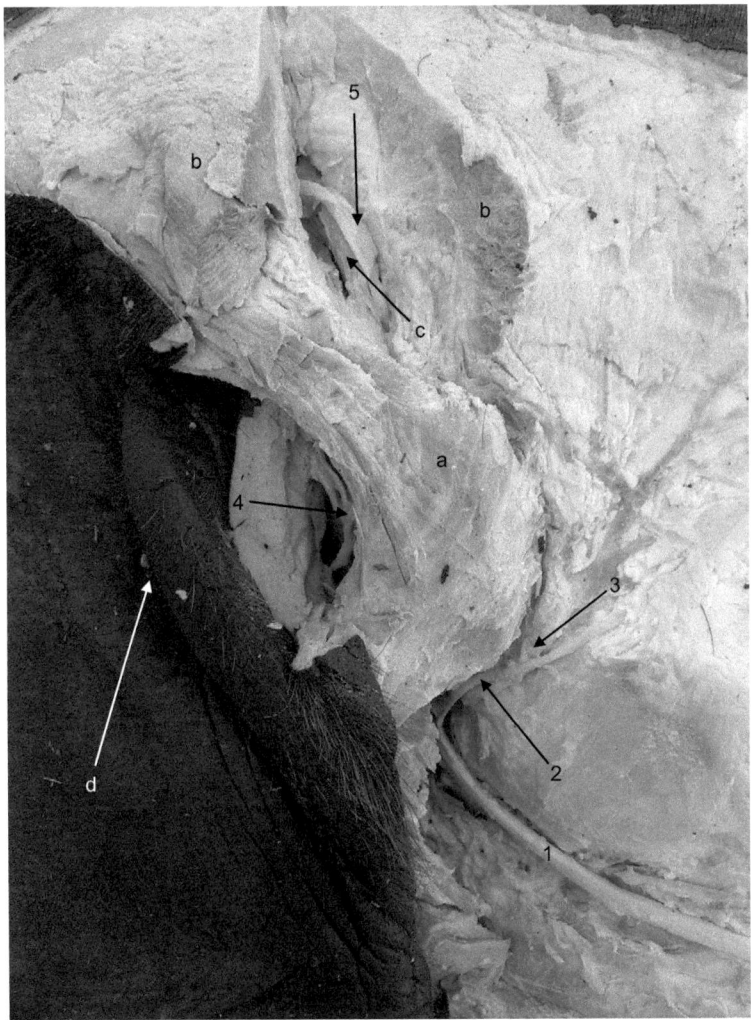

Abb. 40. N. facialis mit seinen Ästen zur Versorgung der rostralen Ohrmuschelmuskulatur. Rechtes Ohr. Craniolaterale Ansicht.
1 R. buccalis; *2* N. auriculopalpebralis; *3* R. auricularis rostralis; *4* R. auricularis internus; *5* N. auricularis caudalis; *a* M. meatus acustici externi; *b* M. frontoscutularis; *c* M. scutuloauricularis profundus; *d* Eingang in den äußeren Gehörgang

5. Diskussion

Die Auricula des Afrikanischen Elefanten beeindruckte viele Autoren vor allem durch ihre Größe (z. B. CAMPER, 1802). Sie dient beim Elefanten nicht nur dem Auffangen der Schallwellen, sondern spielt auch im Sozialverhalten eine wichtige Rolle (HEFFNER et al., 1982). Die Auriculae könnten darüber hinaus in der Thermoregulation des Afrikanischen Elefanten eingesetzt werden (HESSE, 1928; WRIGHT, 1984; WILLIAMS, 1989; PHILLIPS u. HEATH, 1991; WEISSENBÖCK et al., 2010).

5.1 Größe und Form der Ohrmuschel

Die Ohrmuschel der Haussäugetiere wird von RÜSSE und SINOWATZ (1991) als Organ für die Lokalisation von Schallwellen beschrieben. Die Ohrmuscheln weisen durchwegs arttypische Formen auf (KÖNIG, 2009). Vollständige Rückbildungen der Auriculae werden z. B. bei aquatilen oder grabenden Säugern beschrieben (STARCK, 1982). Beim Afrikanischen Elefanten findet man Ohrmuscheln, die die Größe jener von Asiatischen Elefanten bei Weitem übertreffen. Diese bemerkenswerte Größe und auch die dreieckige Form werden von MAYER (1847), BOAS (1912), BOLK (1917) und HILL (1938) beschrieben. Diese dreieckige Form konnte auch bei der Präparation der für die vorliegende Arbeit zur Verfügung stehenden Tiere gefunden werden. Eine Spitze des Dreiecks zeigt dabei nach ventral und kann topographisch mit dem Ohrläppchen des menschlichen Ohres verglichen werden. Obwohl es durchaus den Anschein macht, dass die Ohren von Loxodonta africana in Form und Größe nur wenig variieren, gibt es anscheinend doch Unterschiede, die MATSCHIE (1900) dazu veranlassten, die Elefanten in geographische Gruppen einzuteilen. Auch LYDEKKER (1907) teilte anhand der Ohrmuschelform Afrikanische Elefanten in „Rassen" ein. Neuere genetische Untersuchungen lassen jedoch nur eine einzige afrikanische Spezies erkennen (DEBRUYANE, 2005).

Bei den hier untersuchten Tieren konnten keine wesentlichen Unterschiede in Form und Größe gefunden werden. Das liegt sehr wahrscheinlich daran, dass die Elefanten aus derselben Region, dem Krüger Nationalpark, stammten und nahezu gleich alt waren.

5.2 Haut, Haare

Zum histologischen Aufbau der Haut beim Afrikanischen Elefanten gibt es nur wenige Untersuchungen (SMITH, 1890; HORSTMANN 1966; SHOSHANI, 2000). Die Haut als schützende Hülle des Körpers ist in ihrem Grundaufbau bei allen Haussäugetieren gleich. Als Regulationsorgan dient die Haut auch der Aufrechterhaltung des Elektrolythaushaltes. Durch zahlreiche Rezeptoren für Temperatur, Druck, Spannung, Schmerz sowie eingelagerte Schweiß- und Talgdrüsen erfüllt die Haut eine wichtige Funktion als Sinnesorgan (HABERMEHL, 2005). Der typische Schichtaufbau der Haut umfasst die Epidermis, das Corium und die Subcutis. Dicke, Festigkeit, Färbung, Behaarung und Drüsenverteilung der einzelnen Schichten werden i. d. R. durch die Körperregion bestimmt (HABERMEHL, 2005).

HORSTMANN (1966) zeigt in seiner Arbeit, dass sich die Haut des Afrikanischen Elefanten nicht wesentlich von jener der Haussäugetiere unterscheidet. Nur im Stratum papillare lassen sich anstatt der sonst mehr oder weniger regelmäßig angeordneten Papillen sogenannte "Papillenstöcke" erkennen, die sich mit der Epidermis verbinden (HORSTMANN, 1966). Diese Verhältnisse werden auch in der Arbeit von SPEARMANN (1970) beschrieben. Für SMITH (1890) stellen sich beim Elefanten Lederhaut und Epidermis im Vergleich zu den Haussäugetieren sehr dünn dar. Neben dem besonderen Aufbau des Stratum papillare mit den sogenannten "Papillenstöcken" erkennt SMITH (1890) eine gute „Organisation" der Epidermis und dass die „tiefen" Schichten viel Pigment zeigen. Die Beschreibungen der oben genannten Autoren können nach den Ergebnissen der vorliegenden Untersuchung bestätigt werden, allerdings stellt das Vorkommen von Papillenstöcken keine Besonderheit dar. Diese Anordnung kann auch in verschiedenen Körperregionen der Haussäugetiere gefunden werden wie z. B. beim Nasenspiegel des Hundes (BACHER u. WOOD, 1990).

Die Behaarung der Ohrmuscheln des Afrikanischen Elefanten unterscheidet sich wesentlich von jener der Haussäugetiere. Die Elefanten werden i. d. R. mit starker Behaarung geboren und die Haardichte nimmt mit zunehmendem Alter ab (SHOSHANI, 2000).

Eine dichtere Behaarung beschränkt sich beim Elefanten vor allem auf die Umgebung der Augen und des äußeren Gehörganges, das Kinn, die Genitalregion und die Schwanzspitze (SHOSHANI, 2000).

Die für die vorliegende Arbeit präparierten Tiere aus dem Krüger Nationalpark waren alle juvenil. Ein durchgehendes Haarkleid bzw. Fell wie bei den meisten Haussäugtieren war nicht zu erkennen. Die Behaarung ist jener des Hausschweines am nächsten, auch sind die Haare aufgrund ihrer Struktur als Borsten zu bezeichnen. Borsten finden sich zahlreich um den Eingangsbereich in den äußeren Gehörgang (Tragi) und stellen wahrscheinlich auch beim Afrikanischen Elefanten einen Schutz gegen das Eindringen von Fremdkörpern dar. An der Außen- und Innenfläche der Ohrmuschel erkennt man nur vereinzelt Borsten. An den Ohrrändern befinden sich längere und dickere Borsten. Die histologischen Befunde am Einzelhaar zeigen einen Aufbau, der den von Haussäugetieren gleicht. Auffällig ist allerdings ein kleiner Fettpolster der das Haar kurz vor seinem Durchtritt durch die Epidermis umgibt.

5.3 Knorpel der Ohrmuschel

Das für die Ohrmuschel formgebende Gewebe ist bei den Haussäugetieren und beim Menschen elastisches Knorpelgewebe (LIEBICH, 2010; KÖNIG, 2009; FIRBAS, 1994). Für den Afrikanischen Elefanten gibt es in der greifbaren Literatur keine vergleichbaren Untersuchungen. Bei den für die vorliegende Arbeit untersuchten Individuen konnte lediglich festgestellt werden, dass es sich um elastischen oder Faserknorpel handelt. Eine sichere Unterscheidung war durch die schlechte Anfärbbarkeit der Präparate nicht möglich.

5.4 Meatus acusticus externus

Der äußere Gehörgang des Afrikanischen Elefanten ist wie bei den Haussäugetieren (SEIFERLE, 2004) in einen knorpeligen und knöchernen Teil gegliedert.

5.4.1 Knorpeliger Teil

Die zugängliche Literatur bietet beim Elefanten keinerlei detaillierte Beschreibungen des knorpeligen Teiles des äußeren Gehörganges. Einzig BOAS (1912) erwähnt in einer vergleichend-anatomischen Untersuchung von Ohrknorpeln verschiedener Tiere eine auffällige „Einfügung" der Cartilago anularis bis weit in den knöchernen Teil des Gehörganges. Bei den für die vorliegende Arbeit untersuchten Individuen zeigte sich, dass der knorpelige Teil des Meatus acusticus externus eingerollt ist und sich in den knöchernen Teil hineinschiebt. Eine besondere anatomische Struktur, die von keinem Autor in der zugänglichen Literatur erwähnt wird, stellt die Verbindung des äußeren Gehörganges mit der Ohrmuschel dar. Der knorpelige Teil des äußeren Gehörganges ist eine trichterförmige bzw. röhrenartige Struktur, die über zwei Knorpelstäbe mit dem ventralen Bereich des Ohrmuschelgesäßes verbunden ist. Vergleichbare Strukturen findet man bei Haussäugetieren nicht. Diese Verbindungen des Knorpels des äußeren Gehörganges mit der Eminentia conchae erscheinen zumindest bei der Palpation elastisch. Ob eine Bewegung der Ohrmuschel und eine damit gleichzeitig ablaufende Verlagerung der Knorpelstäbe eine Auswirkung auf die Weite des Meatus acusticus externus bzw. seiner äußeren Öffnung haben, kann zum gegenwärtigen Zeitpunkt nur vermutet werden. Es scheint auf jeden Fall sehr wahrscheinlich, dass bei einer Rostralbewegung der Ohrmuschel die Position des knorpeligen äußeren Gehörganges etwas verändert wird. Es wird vermutet, dass sowohl der Afrikanische als auch der Asiatische Elefant den knorpeligen Teil des äußeren Gehörganges bzw. dessen Eingang verschliessen bzw. verengen können. Durch diesen Verschlussmechanismus soll das Eindringen von Wasser verhindert werden (HOME, 1823). Neuere Untersuchungen (SUEDMEYER, 2006; O`CONNELL-RODWELL, 2007; CHINNADURAI et al., 2009) erwähnen dieses Phänomen ebenfalls. Da der laterale Knorpelstab auch als Muskelansatz dient, könnte eine Kontraktion des hier ansetzenden M. zygomaticoauricularis neben einer Positionsveränderung auch eine Änderung der Weite des äußeren Gehörganges bzw. seiner Öffnung nach sich ziehen. Weiters könnten Bewegungen der Ohrmuschel durch die Verbindung der Eminentia conchae mit dem knorpeligen Teil des äußeren Gehörganges hier einen Einfluß haben.

5.4.2 Haut

Der Meatus acusticus externus des Elefanten ist in seinem gesamten Verlauf mit äußerer Haut ausgekleidet (BOAS, 1912). Bei den für die vorliegende Arbeit untersuchten Tieren findet man zahlreiche Haare um den Eingang in den Gehörgang, die in seinem weiteren Verlauf allerdings wieder weniger werden. HABERMEHL (2005) beschreibt bei den Haussäugetieren zahlreiche Schweiß- und Talgdrüsen im Corium des äußeren Gehörganges, die das Cerumen, Ohrschmalz, bilden. Bei den für die vorliegende Arbeit untersuchten Tieren ist der äußere Gehörgang ebenfalls mit äußerer Haut ausgekleidet, Schweiss- und Talgdrüsen sind in den untersuchten histologischen Proben allerdings kaum vorhanden.

5.5 Muskeln der Ohrmuschel

Durch die große Beweglichkeit des Kopfes beim Menschen erübrigt sich die Ausbildung einer besonderen Ohrmuschelmuskulatur (SEIFERLE u. FREWEIN, 2004). Im Gegensatz zum Menschen besitzen die Haussäugetiere unterschiedlich große, gut bewegliche Schallauffangtrichter. Die gute Beweglichkeit der Ohrmuschel wird durch die besonders ausgeprägte Ohrmuschelmuskulatur gewährleistet. Die NAV (2005) und SCHALLER (2007) teilen die Ohrmuschelmuskulatur in eine rostrale, dorsale, caudale und ventrale Muskelgruppe ein. In der zugänglichen Literatur über die Muskulatur des äußeren Ohres des Elefanten (CAMPER, 1802; WATSON, 1875; MIALL u. GREENWOOD, 1877-1878; SHINDO u. MORI, 1955; MARIAPPA, 1958) wird von den Autoren eine sehr differierende Nomenklatur verwendet. Die anatomischen Bezeichnungen der vorliegenden Arbeit folgen – soweit möglich – der NAV (2005). Bei anatomischen Verhältnissen, die von jenen der Haussäugtiere abweichen, wurde versucht, eine nachvollziehbare und einfache Namensgebung vorzunehmen (z. B. M. meatus acustici externi). Überdies behandeln die meisten Beschreibungen in der Literatur den Asiatischen Elefanten. Die Ergebnisse der vorliegenden Arbeit werden demzufolge vor allem mit jenen von EALES (1926) verglichen. BOAS und PAULLI (1908) liefern eine der genauesten Beschreibungen der Muskulatur am Ohr des Asiatischen Elefanten, es fehlt jedoch die Bearbeitung der caudalen Muskelgruppe. Vergleicht man die Arbeit von EALES (1926) über den Afrikanischen Elefanten und BOAS und PAULLI (1908) über den Asiatischen Elefanten, so sind nur wenige Unterschiede in der Beschreibung der Muskulatur des äußeren Ohres festzustellen.

BOAS und PAULLI (1908) teilen die Ohrmuschelmuskulatur in vier Gruppen ein: Die "Scutularis"-, die "Auriculo-occipitalis"-Gruppe, den "M. tempero-auricularis" und jene Muskeln, die ihren Ursprung am Ohrknorpel selbst haben.

EALES (1926) teilt die Ohrmuschelmuskeln nach ihrer Lage ein, nämlich in jene, die auf der Vorderseite (anterior) und jene, die auf der Rückseite (posterior) liegen. BOAS und PAULLI (1908) finden keine Cartilago scutiformis, beschreiben aber einen Sehnenstreifen, der in den "M. scutularis" eingelagert ist. EALES (1926) beschreibt beim Afrikanischen Elefanten ebenfalls nur einen Sehnenstreifen, der in den "M. occipitofrontalis" eingelagert ist. Ein Sehnenstreifen ist auch bei den für die vorliegende Arbeit untersuchten Elefanten zu erkennen; dieser ist allerdings in den M. frontoscutularis eingelagert. Der Afrikanische Elefant besitzt nach den Ergebnissen der vorliegenden Arbeit eine Cartilago scutiformis.

Diese Cartilago scutiformis ist knapp rostral der Ohrmuschel in Fettgewebe eingelagert und dient wie bei den Haussäugetieren dem **M. frontoscutularis**, dem **M. scutuloauricularis superficialis**, dem **M. interscutularis** und dem **M. cervicoscutularis** als Ansatzstelle. Warum die Cartilago scutiformis von keinem anderen Autor erwähnt wird, kann nicht sicher gesagt werden. Möglicherweise liegt diesem Umstand eine unzureichende Präparation zugrunde. MIALL und GRENNWOOD (1877-1878) beschreiben beim Asiatischen Elefanten eine Verschmelzung des vorderen Teiles des „M. occipitofrontalis" mit dem „M. orbicularis palpebrarum". Sowohl nach den Angaben von EALES (1926) als auch nach den Ergebnissen der vorliegenden Arbeit kann diese Verschmelzung beim Afrikanischen Elefanten nicht festgestellt werden. Der M. frontoscutularis zeigt bei allen untersuchten Individuen eine tiefe Portion, die von dem oben genannten Sehnenstreifen ausgeht. Diese tiefe Portion wird von BOAS und PAULLI (1908) beim Asiatischen Elefanten unter der Bezeichnung „M. rotator" erwähnt. Weder EALES (1926) beim Afrikanischen, noch weitere Autoren beim Asiatischen Elefanten beschreiben das Vorkommen einer tiefen Portion des M. frontoscutularis. Diese tiefe Portion ist durch ihren Ansatz am Ohrmuschelgesäß an der Bewegung der Ohrmuschel beteiligt und die Bezeichnung als „M. rotator" scheint durchaus gerechtfertigt, da der "M. rotator" durch seine Kontraktion eine Drehung bzw. Rollbewegung der Eminentia conchae bewirkt. Dieser Bewegungsvorgang nimmt eine zentrale Stellung in der Bewegung der gesamten Ohrmuschel ein.

Die Beschreibung der caudalen Ohrmuschelmuskulatur ist in den Literaturangaben besonders im Hinblick auf die Einteilung und die Nomenklatur äußerst unterschiedlich. Es zeigt sich im Vergleich mit der greifbaren Literatur, dass die von SHINDO und MORI (1955) beschriebenen Verhältnisse beim Asiatischen Elefanten jenen beim Afrikanischen Elefanten am nächsten kommen. WATSON (1875) beschreibt bei der caudalen Ohrmuschelmuskulatur des Asiatischen Elefanten einen „M. retrahens internus".

Auch bei den für die vorliegende Arbeit untersuchten Tieren kann ein vergleichbarer Muskel gefunden werden. In der vorliegenden Arbeit wird dieser Muskel allerdings in Anlehnung an die NAV (2005) als M. cervicoauricularis profundus bezeichnet.

In der Arbeit von EALES (1926) wird der oben genannte Muskel nicht beschrieben; die Bezeichnung „M. rotator" wird allerdings für einen anderen Muskel verwendet, der dem "M. parietoauricularis" der vorliegenden Arbeit entspricht. BOAS und PAULLI (1908) verwenden die Bezeichnung „M. rotator", wie gesagt, für die tiefe Portion des M. frontoscutularis. CAMPER (1802), MIALL und GREENWOOD (1877-1878) und MARIAPPA (1958) erwähnen diesen Muskel nicht. Der M. cervicoauricularis profundus dürfte mit seinem Ursprung an der seitlichen Halsfascie und seiner Ansatzstelle am rostralen Rand der Eminentia conchae wesentlich an der Rostral-Bewegung der Ohrmuschel beteiligt sein. Nach den Ergebnissen der vorliegenden Untersuchung scheint ein M. parotidoauricularis auch beim Afrikanischen Elefanten vorzukommen. Dieser Befund wird von EALES (1926) in der Untersuchung eines Foetus von Loxodonta africana bestätigt, während der Muskel beim Asiatischen Elefanten nicht beschrieben wird (CAMPER, 1802; WATSON, 1875; MIALL u. GREENWOOD, 1877-1878; SHINDO u. MORI, 1955; MARIAPPA, 1958). Während die Funktion dieses Muskels bei den Haussäugetieren als "Niederzieher der Ohrmuschel" beschrieben wird (SEIFERLE u. FREWEIN, 2004), dürfte seine Kraft beim Afrikanischen Elefanten nicht ausreichen, um eine nennenswerte Ventralbewegung der Ohrmuschel zu bewirken.

5.5.1 Muskeln des Gehörganges bzw. an der Eminentia conchae

Zu den Muskeln direkt am knorpeligen Teil des äußeren Gehörganges zählen beim Afrikanischen Elefanten der **M. meatus acustici externi**, der **M. styloauricularis** und der **M. tragicus**. Bei den Haussäugetieren sind die Muskeln an der Ohrmuschel selbst von untergeordneter Bedeutung (SEIFERLE u. FREWEIN, 2004). In der zugänglichen Literatur wird diese Muskelgruppe beim Elefanten bereits von CAMPER (1802), WATSON (1875), BOAS und PAULLI (1908), EALES (1926), SHINDO und MORI (1955) und MARIAPPA (1958) erwähnt. Ihnen wurde allerdings ebenso eine geringe Bedeutung zugesprochen.

Der Meatus acusticus externus des Afrikanischen Elefanten weist zwischen den sich überlagernden Knorpellagen keine Muskelfasern auf; es findet sich allerdings Bindegewebe mit Kollagen- und Elastinfasern.

Durch die Mm. meatus acustici externi und styloauricularis könnte allerdings tatsächlich eine Änderung der Weite des knorpeligen Teiles des äußeren Gehörganges bzw. seines Einganges bewirkt werden. Wie bereits gesagt, könnten jene Knorpelstäbe, die vom knorpeligen Teil des Meatus acusticus externus an die Eminentia conchae herantreten, in diesem Zusammenhang ebenso eine Rolle spielen. In der vorliegenden Untersuchung wird somit erstmals ein morphologisches Substrat beschrieben, das mit den funktionellen Beobachtungen bzw. Angaben in der Literatur (HOME, 1823; SUEDMEYER, 2006; O'CONNEL-RODWELL, 2007; CHINNADURAI et al., 2009) in Einklang zu bringen ist. Ähnliche Beobachtungen gibt es bei vielen marinen Säugetieren, welche ebenfalls ihre äußeren Gehörgänge verschließen können (DEHNHARDT, 2002). Weitere funktionell-morphologische und experimentelle Untersuchungen an Elefanten bzw. vergleichbare Forschungen bei Meeressäugern wären allerdings wünschenswert.

5.6 Gefäß- und Nervenversorgung des äußeren Ohres

Bei den Haussäugetieren wird die arterielle Versorgung der Ohrmuschel durch die A. auricularis caudalis und die A. auricularis rostralis sichergestellt (WAIBL u. WILKENS, 2005). Für den venösen Abfluss sorgen die V. auricularis rostralis und die V. auricularis caudalis, die das Blut über die V. maxillaris in die V. jugularis externa leiten (WAIBL u. WILKENS, 2005).

WATSON (1875) beschreibt beim Asiatischen Elefanten eine „A. posterior auricular", die ihren Ursprung aus der „A. temporalis" nimmt. Begleitet wird die „A. posterior auricular" von der gleichnamigen Vene. Die Ergebnisse der Untersuchungen von MARIAPPA (1958) zur Gefäßversorgung des äußeren Ohres des Asiatischen Elefanten sind den Ergebnissen von WATSON (1875) ähnlich. Unterschiedlicher Auffassung sind die beiden Autoren nur in der Aufteilung der Arterien. Nach MARIAPPA (1958) gibt die A. carotis communis, die A. temporalis superficialis und die „A. posterior auricular" ab. WATSON (1875) beschreibt eine „A. temporalis", welche die „A. anterior" und die „A. posterior" für die Versorgung der Ohrmuschel abgibt. Der venöse Abfluß der Ohrmuschel des Asiatischen Elefanten wird bei WATSON (1875) durch die V. jugularis interna und bei MARIAPPA (1958) durch die „V. superficialis temporalis" sichergestellt. Die Verhältnisse der Gefäß- und Nervenversorgung des äußeren Ohres des Afrikanischen Elefanten, wie EALES (1926) sie darstellt, zeigen Ähnlichkeiten zu den Beschreibungen von WATSON (1875) und MARIAPPA (1958) bei den allerdings viel kleineren Ohrmuscheln des Asiatischen Elefanten.

Bei den in der vorliegenden Arbeit untersuchten Tieren stellt sich vor allem das venöse Abflusssystem auf Höhe der Gl. parotis wesentlich umfangreicher dar, als es von EALES (1926) am Foetus beschrieben wurde. Als weitere Besonderheiten lassen sich zahlreiche arteriovenöse Anastomosen in der Peripherie der Ohrmuschel erwähnen. Dieses Venennetz im Bereich der Parotis nimmt einen Großteil der venösen Gefäße der Ohrmuschel auf. Aus diesem Geflecht gewährleisten mehrere Gefäße den Abfluss in die V. jugularis externa. Vor allem das venöse Abflusssystem der Ohrmuschel ist äußerst variabel ausgebildet. Die Anzahl der Venen und die Verbindungen der Gefäße untereinander variieren von Tier zu Tier, aber auch zwischen den Körperseiten einzelner Individuen.

Zur nervalen Versorgung des Ohres am Elefanten gibt es Beschreibungen von EALES (1926) am Afrikanischen Elefanten und von MARIAPPA (1958) am Asiatischen. Beide Autoren beschreiben den Nervus facialis als Hauptnerv, der die Ohrmuschelmuskulatur mit einem „anterioren" und „posterioren" Ast versorgt. Bei den für die vorliegende Arbeit untersuchten Afrikanischen Elefanten können der N. facialis und der N. auricularis magnus für die Innervation der Ohrmuschel bzw. ihrer Muskulatur namhaft gemacht werden. Bei den Haussäugetieren besitzt der N. facialis kurz nach seinem Austritt größtenteils motorische Fasern, innerviert aber auch Teile der Ohrmuschel sensibel (KÖNIG, 2009) und der N. auricularis magnus zieht mit seinen Ästen an den Ohrmuschelrücken und innerviert diesen sensibel (SEIFERLE, 2004). Obwohl die endgültige Aufteilung des N. facialis und des N. auricularis magnus bei den für die vorliegende Untersuchung präparierten Tieren nicht dargestellt werden konnte, ist eine weitgehend den Haussäugetieren entsprechende nervale Versorgung auch für den Afrikanischen Elefanten anzunehmen. Allerdings ist eine Passage von Nerven durch den durchlöcherten Ohrmuschelknorpel anzunehmen.

5.7 Die Rolle der Ohrmuschel in der Thermoregulation des Afrikanischen Elefanten

Die Ohrmuscheln des Afrikanischen Elefanten sind nicht zuletzt ihrer stattlichen Größe wegen schon seit längerer Zeit als Thermoregulationsorgan in Betracht gezogen worden (HESSE, 1928; BENEDICT, 1936; SIKES, 1971; WRIGHT, 1984; WILLIAMS, 1989; PHILLIPS u. HEATH, 1991; WEISSENBÖCK, 2006). CAMPER (1802) schreibt den großen Ohrmuscheln allerdings nur die Insektenabwehr zu. Eine höhere Anzahl von „Ohrschlägen" soll bei hoher Umgebungstemperatur auch zur Kühlung der Elefanten beitragen (HESSE, 1928). PHILLIPS und HEATH (1991) machen mittels Infrarotthermographie die Temperaturverteilung an der Hautoberfläche bzw. an den Ohrmuscheln sichtbar. Die Ohrmuscheln stellen nach ihren Angaben eines der wichtigsten Organe dar, die an der Wärmeabgabe beteiligt sind. Bei ihren Untersuchungen am Afrikanischen Elefanten beobachtete WEISSENBÖCK (2006) mit Hilfe der Infrarotthermographie abgegrenzte Hautareale unterschiedlicher Temperatur am gesamten Körper, sogenannte thermale Fenster. Auch die Ohrmuscheln zeigten thermische Fenster, die in Größe, Form und Ausdehnung stark variieren, aber bei allen beobachteten Tieren zu erkennen waren. Nach den Angaben von WEISSENBÖCK et al. (2010) sind die thermischen Fenster von bestimmten Gefäßen des stark verzweigten Gefäßsystems an den Ohrmuscheln begrenzt. Vergleicht man Thermogramme (z. B. Abb. 41) mit Gefäßverteilungsmustern von für die vorliegende Arbeit untersuchten Tieren (Abb. 42), so können einerseits (größere) Venen bzw. Arterien als Begrenzungen thermischer Fenster angesehen werden. Andererseits scheinen die Begrenzungen thermischer Fenster nicht unbedingt an das Vorhandensein "abgrenzender" Gefäße gebunden zu sein. Ein thermisches Fenster kann aber offensichtlich in vielen Fällen als ein Segment eines Versorgungsgebietes größerer Ohrmuschelgefäße betrachtet werden. An manchen thermographischen Aufnahmen lassen sich Gefäßbäume aufgrund ihrer unterschiedlichen Temperatur zur Umgebung gut erkennen (Abb. 43 bis 45). Die Tatsache, dass die Ausdehnung der thermischen Fenster und ihrer Temperatur an den Ohrmuscheln eines Elefanten sehr unterschiedlich sein können, ließ WEISSENBÖCK et al. (2010) vermuten, dass eine besondere "sympathische Steuerung" vorhanden sein müsste.

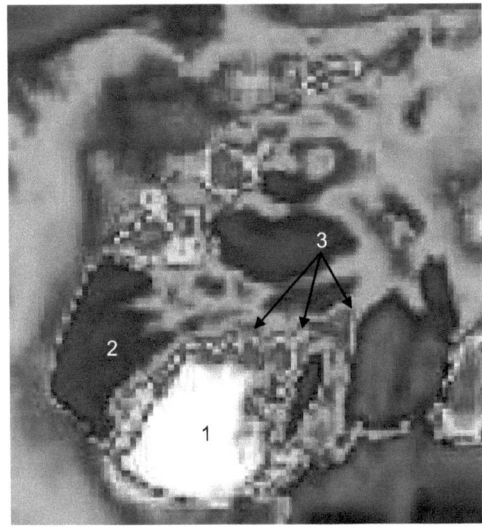

Abb. 41. Infrarotthermographie. Rechtes Ohr. Rostrolaterale Ansicht.
(Ausschnitt aus Abb. 43)

1 thermisches Fenster, hohe Temperatur;
2 thermisches Fenster, niedrige Temperatur;
3 R. u. V. auricularis lateralis

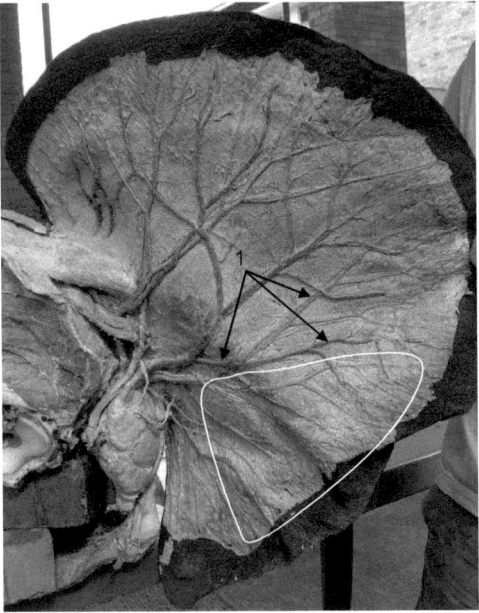

Abb. 42. Darstellung des Gefässystemes. Rechte Ohr. Caudalansicht.

1 R. u. V. auricularis lateralis
weisse Linie: Segment, das dem thermischen Fenster (hohe Temperatur) in Abb. 41 entspricht

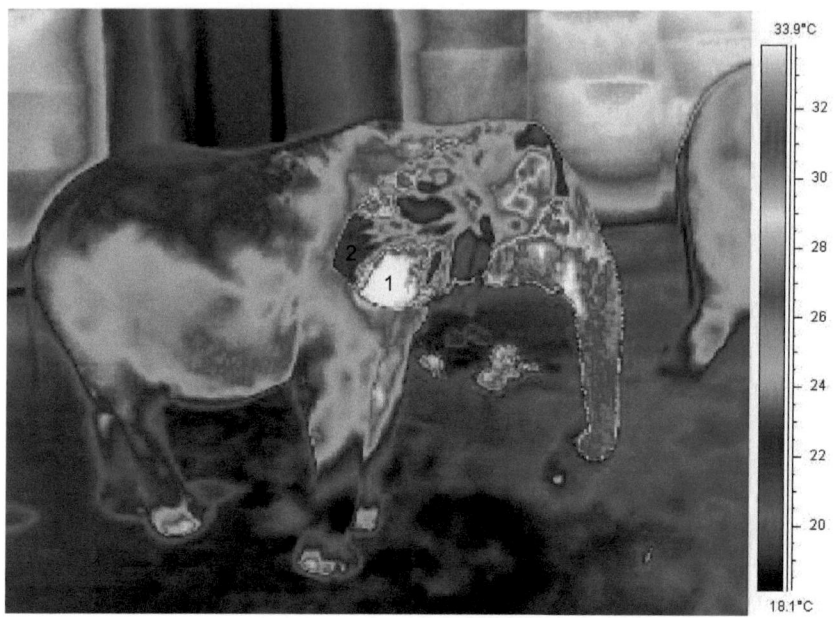

Abb. 43. Infrarotthermographie (aus WEISSENBÖCK, [2006]). Rechte Körperseite.
1 thermisches Fenster, hohe Temperatur; *2* thermisches Fenster, niedrige Temperatur

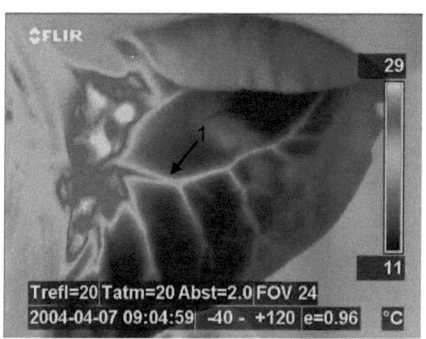

Abb. 44. Infrarotthermographie des rechtes Ohr (aus WEISSENBÖCK, [2006]). Caudalansicht. Gefäßdarstellung.
1 R. bzw. V. auricularis intermedius/a

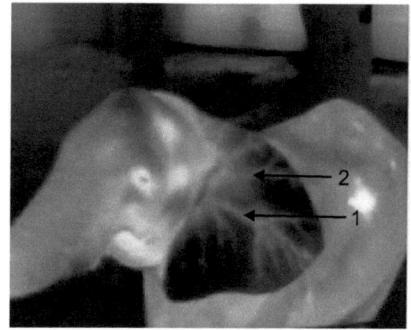

Abb. 45. Infrarotthermographie des linken Ohres (aus WEISSENBÖCK, [2006]). Cranialansicht. Gefäßdarstellung.
1 R. bzw. V. auricularis intermedius/a; *2* R. bzw. V. auricularis medialis

ROBERTS und ZYGMUNT (1984) beschreiben ein derartiges System bei Kaninchen. Bei der anatomischen Präparation der hier untersuchten Elefanten zeigt sich ein fein verzweigtes, nervales Netzwerk, welches die Gefäße weitgehend begleitet und hauptsächlich vom N. auricularis magnus seinen Ausgang nimmt (Abb. 36). Der N. auricularis magnus teilt sich auf Höhe der Gl. parotis in drei Äste, welche die R. bzw. V. auricularis lateralis, intermedius/a und medialis sowie ihre Äste weitgehend begleitet (Abb. 36, 37). Die Äste werden gegen den Ohrmuschelrand zahlreicher und können über Löcher im Ohrmuschelknorpel auch die Haut an der Vorderfläche erreichen.

Es ist anzunehmen, dass die Nerven an der Ohrmuschel des Afrikanischen Elefanten auch autonome Fasern zur Steuerung der Gefäßweite enthalten, wenn auch die Existenz eines N. vertebralis bzw. ein von ihm an den 2. Halsnerven abgegebener R. communicans griseus bei dieser Tierart nicht sicher nachgewiesen ist. Es ist auf jeden Fall bemerkenswert, dass diese klar umschriebenen thermischen Fenster meist Segmente von Versorgungsgebieten größerer Leitungsbahnen umfassen und die Temperierung dieser Areale offensichtlich genau gesteuert werden kann. WEISSENBÖCK et al. (2010) hält fest, dass es sich bei den thermischen Fenstern um ein feines Tuning-System handeln muss, das bei Elefanten die Wärmeabgabe unterstützt. Dafür sprechen auch zahlreiche Beobachtungen anderer Autoren (z. B. BENEDICT, 1921; BUSS u. ESTES, 1971; WRIGHT, 1984; WILLIAMS, 1989; PHILLIPS u. HEATH, 1991). Um die Funktion und vor allem die kontrollierenden Mechanismen besser zu verstehen, sind weitere Untersuchungen unter der Zuhilfenahme morphologischer, physiologischer bzw. thermographischer Methoden unbedingt notwendig.

6. Literaturverzeichnis

BACHER, W. J. JR., WOOD, L. M. (1990): Color Atlas of Veterinary Histology. Lea & Febiger, Philadelphia, London

BENEDICT, F. G. (1936): The physiology of the elephant. Carnegie Institute, Washington, New York.

BENEDICT, F. G., FOX, E. L., BAKER, M. L. (1921): The surface temperature of the elephant, rhinoceros and hippopotamus. American Journal of Physiology **56**, 464-474.

BLAIR, P. (1719): A Description of the Organ of Hearing in Elephant, with Figures and Situations of the Ossicles, Labyrinth and Cochlea in the Ear of that large Animal. Philosophical Transaction **30**, 885-898.

BOAS, J. E. V. (1912): Ohrknorpel und äußeres Ohr der Säugetiere. Kopenhagen, S. 192-193.

BOAS, J. E. V. (1934): Äußeres Ohr. In: BOLK, L., GÖPPERT, E., KALLIUS, E., LUBOSCH, W. (Hrsg.): Handbuch der vergleichenden Anatomie der Wirbeltiere. 2. Hälfte, Bd. 2, Urban und Schwarzenberg, Wien, Berlin, S. 1433-1444.

BOAS, J. E. V., PAULLI, S. (1908): The elefant`s head. Studies in comperative anatomy of the organs of the head of the indian elefant. Gustav Fischer, Jena, S. 43-46.

BOLK, L. (1917): Foetus of Elephas africanus. Verhandelingen d. Koninklijke Akademie van Wetenschappen, Afdeeling Natuurkunde **2**, 12-13.

BUSS, I. O., ESTES, J. A. (1971): The funktional significance of movements and positions of the pinnae of the African Elephant. Journal of mammalogy **52**, 21-27.

CAMPER, P. (1802): Description Anatomique D`un Elephant Male. Chez H. J. Jansen, Paris.

CHINNADURAI, S. K., SUEDMEYER, W. K., FALES, W. H. (2009): Microbiology of the external ear canal in six African elephants (Loxodonta africana). Veterinary Record **164**, 238-240.

DAUBER, W. (2008): Feneis` Bild-Lexikon der Anatomie. 10. Aufl., Thieme, Stuttgart, New York.

DEBRUYNE, R. (2005): Advances in phylogeography of African elephants. Proceedings of the 9. International Mammalogical Congress (IMC 9), July 31-August 5, 2005, Sapporo, Japan, S. 27.

DEHNHARDT, G. (2002): Sensor Systems. In: RUS HOELZEL, A. (Hrsg.): Marine Mammal Biology. Blackwell Science Ltd., Oxford, S. 116-141.

EALES, N. B. (1926): Anatomy of a Foetal African Elefant, Elephas africanus (Loxodonta africana), Part III, The Anatomy of the Head of a Foetal African Elefant. Transactions of the Royal Society of Edinburgh **54**, 491-551.

FIRBAS, W. (1994): Makroskopische und mikroskopische Anatomie des statoakustischen Organs. Hörleitung. In: DRENKHAHN, D., ZENKER, W. (Hrsg.): Benninghoff. Makroskopische Anatomie, Embryologie und Histologie des Menschen. 15. Aufl., Bd. 2, Urban und Schwarzenberg, München, Wien, Baltimore, S. 755-758.

HABERMEHL, K. H. (2005): Haut und Hautorgane. In: HABERMEHL, K. H., VOLLMERHAUS, B., WILKENS, H., WAIBL, H.(Hrsg.): Nickel, Schummer, Seiferle, Lehrbuch der Anatomie der Haustiere. 4. Aufl. Bd. 3: Kreislaufsystem, Haut und Hautorgane, Parey, Berlin, S. 443-571.

HEFFNER, R., HEFFNER, H., STICHMANN, N. (1982): Role of the elephant pinna in sound localisation. Animal behaviour **30**, 628-630.

HESSE, R. (1928): Die Ohrmuschel des Elefanten als Wärmeregulator. Zeitschrift für wissenschaftliche Zoologie **132**, 314-328.

HILL, W. C. O. (1938): The external and radiological anatomy of foetal Asiatic elefant. Ceylon Journal of Science/B **21**, 34-35.

HOLM NIELSEN, E. (1965): Die Muskulatur der Vordergliedmaße bei Elephas indicus. Anatomischer Anzeiger **117**, 171-192.

HOME, E. (1823): Lectures on comparative anatomy. London, Bd. 3, S. 249-284.

HORSTMANN, E. (1966): Die Epidermis des Elefanten. Zeitschrift für Zellforschung **75**, 146-159.

KÖNIG, H. E., LIEBICH, H. G. (2009): Gleichgewichts- und Hörorgan. In: KÖNIG, H. E., LIEBICH, H. G. (Hrsg.): Anatomie der Haussäugetiere. 4. Aufl., Schattauer, Stuttgart, S. 589-604.

KÖNIG, H. E., LIEBICH, H. G., CERVENY, C. (2009): Nervensystem. In: KÖNIG, H. E., LIEBICH, H. G. (Hrsg.): Anatomie der Haussäugetiere. 4. Aufl., Schattauer, Stuttgart, S. 485-556.

KÖNIG, H. E., RUBERTE, J. (2009): Organe des Herz-Kreislaufsystemes. In: KÖNIG, H. E., LIEBICH, H. G. (Hrsg.): Anatomie der Haussäugetiere. 4. Aufl., Schattauer, Stuttgart, S. 439-470.

LIEBICH, H. G., MAIERL, J. (2009): Fascien und Muskeln des Kopfes und Stammes. In: KÖNIG, H. E., LIEBICH, H. G. (Hrsg): Anatomie der Haussäugetiere. 4. Aufl., Schattauer, Stuttgart, S. 109-138.

LIEBICH, H.-G. (2004): Funktionelle Histologie der Haussäugetiere. Schattauer, Stuttgart.

LIEBICH, H.-G. (2010): Funktionelle Histologie der Haussäugetiere und Vögel. 5. Aufl., Schattauer, Stuttgart.

LILLYWITHE, H. B., STEIN, B. R. (1987): Surface sculpturing and water retention of elephant skin. Journal of Zoology **211**, 727-734.

LYDEKKER, R. (1907): The ears as Race-Character in the African Elephant. Proceedings of the Zoological Society of London **26**, 380-403.

MARIAPPA, D. (1958): The anatomy of a fetal Indian Elephant. Part VIII, The Head and Neck. The Indian Veterinary Journal **35**, 313-317.

MATSCHIE, P. (1900): Über geographische Albarten des Afrikanischen elephantens. Sitzungsberichte Gesellschaft naturforschunde Freunde, **8**, 189-197.

MAYER, C. (1847): Beiträge zur Anatomie des Elefanten. Verhandlungen der Kaiserlichen Leopoldinisch – Carolinischen Akademie der Naturforscher **14**, 42-44.

MIALL, L. C., GREENWOOD, F. (1877-1878): The Anatomy of the Indian Elephant. Part II. Muscles of the Head and Trunk. Journal of Anatomy and Physiology **12**, 388-389.

MOULIN, A. (1682): An Anatomical Account of the Elephant Accidentally Burnt in Dublin. London.

MULISCH, M., WELSCH, U. (2010): ROMEIS Mikroskopische Technik. Spektrum, Heidelberg.

NAV (2005): Nomina Anatomica Veterinaria. 5. Ed. World Ass. Hannover, Columbia, Gent Sapporo.

O`CONNELL-RODWELL, C. E. (2007): Keeping an „Ear" to the Ground: Seismic Communication in Elephants. Physiology **22**, 287-294.

OSBORN, H. F. (1921): Heads of African elephants. Natural History **21**, 244-245.

PHILLIPS, P. K., HEATH, J. E. (1991): Heat exchange by the pinna of the african elephant. Comparative Biochemistry and Physiology Vol. **101 A**, 693-699.

ROBERTS, M.F., ZYGMUNT, A.C. (1984): Reflex and local thermal control of rabbit ear blood flow. American Journal of Physiology **246**, 979-984.

ROCA, A. L., GEORGIADIS, N., PECON-SLATTERY, J., O`BRAIN, S. J. (2001): Genetic Evidence for two species of elephant in Africa. Science **293**, 1473-1477.

RÜSSE, I., SINOWATZ, F. (1991): Lehrbuch der Embryologie der Haustiere. Parey, Berlin, Hamburg.

SCHALLER, O. (2007): Illustrated Veterinary Anatomical Nomenclature. Enke, Stuttgart.

SCHMIDT, J. (1902): Vergleichend-anatomische Untersuchung über die Ohrmuschel verschiedener Säugetiere. Dissertation der hohen philosophischen Fakultät der Universität Leipzig.

SCHNORR, B., KRESSIN, M. (2006) Embryologie der Haustiere. Enke, Stuttgart, S. 150.

SEIFERLE, E. (2004a): Gleichgewichts- und Gehörorgan. IN: NICKEL, R., SCHUMMER, A., SEIFERLE, E. (Hrsg.): Lehrbuch der Anatomie der Haustiere. 4. Aufl. Bd. IV, Parey, Stuttgart, S. 444-470.

SEIFERLE, E. (2004b): Peripheres Nervensystem. IN: NICKEL, R., SCHUMMER, A., SEIFERLE, E. (Hrsg.): Lehrbuch der Anatomie der Haustiere. 4. Aufl. Bd. IV, Parey, Stuttgart, S. 228-384.

SEIFERLE, E., FREWEIN, J. (2004): Aktiver Bewegungsapparat, Muskelsystem, Myologia. IN: NICKEL, R., SCHUMMER, A., SEIFERLE, E. (Hrsg.): Lehrbuch der Anatomie der Haustiere. 8. Aufl., Bd. 1, Parey, Hamburg, S. 296-330.

SHINDO, T., MORI, M. (1955): Musculature of Indian Elephant. Part III. Musculature of the trunk, neck and head. Okajimas Folia Anatomica Japonica **29**, 32-40.

SHOSHANI, J. (2000): Elephants. Checkmark Books, New York.

SHOSHANI, J. (2002): Proboscidea (Elephants). Encyclopedia of Life Science, John Wiley & Sons.

SHOSHANI, J. (2005): Order Proboscidea. IN: WILSON, D.O., REEDER, D. M. (Hrsg): Mammal Species of the world. 3. Ed. Vol. 1, The Johns Hopkins University Press, Baltimore, S. 90-91.

SIKES, S. K. (1971): The Natural History of the African Elephant. Elsevier, New York.

SMITH, F. (1890): The Histology of the Skin of the Elefant. Journal of Anatomy and Physiology **24**, 495-496.

SOBOTTA, J.(2000): Ohr, Auris. In: PUTZ, R., PABST, R. (Hrsg.): Atlas der Anatomie des Menschen. 21. Aufl., Bd. 1, Urban und Fischer, München, Jena, S. 381-400.

SPEARMANN, R. (1970): The epidermis and it´s keratinisation in the African Elephant. Zoologica Africana **5**, S. 327-338.

STARCK, D. (1982): Vergleichende Anatomie der Wirbeltiere. Springer, Berlin, Heidelberg, New York, S. 662-663.

STEINBICHLER, S.(2010): Wärmebilanz und Temperaturregulation. IN: VON ENGELHARDT, W. (Hrsg.): Physiologie der Haustiere. 3. Aufl., Enke, S. 476-493.

SUEDMEYER, W. K. (2006): Special Senses. IN: FLOWER, M. E., MIKOTA, S., K. (Hrsg.): Biology, Medicine, and Surgery of Elephants. Blackwell Publishing, Oxford, S. 399-407.

TERMINOLOGIA ANATOMICA (1998): International Anatomical Terminology. Thieme, Stuttgart.

WAIBL, H., WILKENS, H. (2005): Arterien, Arteriae. IN: NICKEL,R., SCHUMMERLE, A., SEIFERLE, E. (Hrsg.): Lehrbuch der Anatomie der Haustiere. 4.Aufl., Bd. 3, Parey, Stuttgart, S. 74-182.

WAIBL, H., WILKENS, H. (2005): Venen, Venae. IN : NICKEL,R., SCHUMMERLE, A., SEIFERLE, E. (Hrsg.): Lehrbuch der Anatomie der Haustiere. 4. Aufl., Bd. 3, Parey, Stuttgart, S. 189-275.

WATSON, M. (1875): Contributions to the Anatomy of the Indian Elephant. Part IV. Muscles and bloodvessels of the face and head. Journal of Anatomy and Physiology **9**, 119-133.

WEISSENBÖCK, N. (2006): Die Thermoregulation Afrikanischer Elefanten in Tiergartenhaltung. Diplomarbeit, Naturwissenschaftliche Fakultät der Universität Wien.

WEISSENBÖCK, N. M., WEISS, CH. M., SCHWAMMER, H. M., KRATOCHVIL, H. (2010): Thermal windows on the body surface of African elephants (Loxodonta africana) studied by infrared thermography. Journal of Thermal Biolology **35**, 182-188.

WEISSENGRUBER, G. E., FORSTENPOINTNER, G. (2004): Musculature of crus and pes of the African elephant (Loxodonta africana): Insight into semiplantigrade limb architecture. Anatomy and Embryology **208**, 451-461.

WILLIAMS, T. M. (1989): Heat transfer in elephants: Thermal partitioning based on skin temperature profiles. Journal of Zoology **222**, 235-245.

WRIGHT, P. G., LUCK, C. P. (1984): Do elephants need to sweat. South African Journal of Zoology **19**, 270-274.

WRIGHT, P.G. (1984): Why do elephants flap theire ears? South African Journal of Zoology **19**, 266-269.

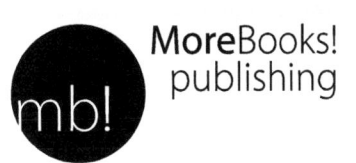
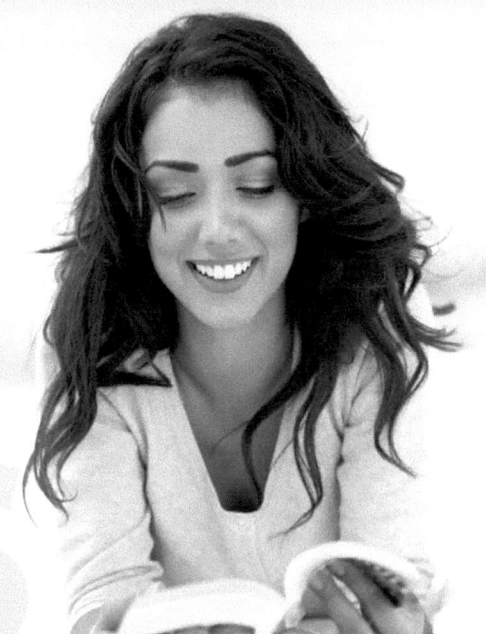

i want morebooks!

Buy your books fast and straightforward online - at one of world's fastest growing online book stores! Environmentally sound due to Print-on-Demand technologies.

Buy your books online at
www.get-morebooks.com

Kaufen Sie Ihre Bücher schnell und unkompliziert online – auf einer der am schnellsten wachsenden Buchhandelsplattformen weltweit! Dank Print-On-Demand umwelt- und ressourcenschonend produziert.

Bücher schneller online kaufen
www.morebooks.de

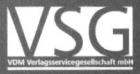

VDM Verlagsservicegesellschaft mbH
Heinrich-Böcking-Str. 6-8   Telefon: +49 681 3720 174   info@vdm-vsg.de
D - 66121 Saarbrücken   Telefax: +49 681 3720 1749   www.vdm-vsg.de

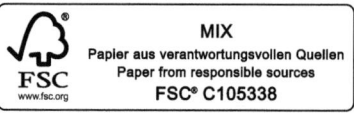

Printed by Books on Demand GmbH, Norderstedt / Germany